全科常见病例
诊疗思维

General Practice Cases at a Glance

Carol Cooper［英］　Martin Block［英］　著

主译　孙洪坤｜盛　源｜董雄伟

主审　江孙芳｜王　伟

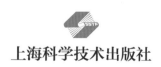

上海科学技术出版社

图书在版编目（CIP）数据

全科常见病例诊疗思维 ／ （英）卡罗尔·库珀
(Carol Cooper)，（英）马丁·布洛克 (Martin Block)
著；孙洪坤，盛源，董雄伟主译. -- 上海：上海科学
技术出版社，2021.1
　　ISBN 978-7-5478-5145-6

　　Ⅰ. ①全… Ⅱ. ①卡… ②马… ③孙… ④盛… ⑤董
… Ⅲ. ①常见病－诊疗 Ⅳ. ①R4

　　中国版本图书馆CIP数据核字(2020)第223774号

上海市版权局著作权合同登记号 图字：09-2019-575 号

全科常见病例诊疗思维
Carol Cooper [英]　　Martin Block [英]　　著
主译　孙洪坤　盛　源　董雄伟
主审　江孙芳　王　伟

上海世纪出版（集团）有限公司
上 海 科 学 技 术 出 版 社　　出版、发行
（上海钦州南路 71 号　邮政编码 200235　www.sstp.cn）
浙江新华印刷技术有限公司印刷
开本 787×1092　1/16　印张 16.25
字数 260 千字
2021 年 1 月第 1 版　2021 年 1 月第 1 次印刷
ISBN 978-7-5478-5145-6/R·2214
定价：98.00 元

内容提要

本书为全科病例教学手册，著有病例共 50 例。每一病例均模拟患者真实就诊场景，以患者主诉起始，描述患者背景，将患者就诊的全过程通过医师视角推进，重点描述诊疗思路（并配有提问），辅以检查检验结果和患者反馈。

在每个专题设置特制图表、小贴士、关键点、"红旗征"、临床诊疗指南和关联阅读等内容，有助于读者学习和思考。本书所有病例均来源于日常诊疗实践，适用于年轻全科医师、医学生及有意了解全科医学的人士阅读。

译者名单

主　译

孙洪坤　盛　源　董雄伟

主　审

江孙芳　王　伟

译　者
（按姓氏笔画排序）

王　伟　庄雪卉　孙洪坤　杨志伟　张　妤　陆碧蕾

陈威凛　金　嫒　袁　旭　徐先锋　徐妙玲　席伟春

龚爱琴　盛　源　董雄伟　蒋瑞凤　缪栋蕾

编者名单

Carol Cooper

Honorary Teaching Fellow

Department of Primary Care and Public Health

Imperial College London

General Practitioner

London, UK

Martin Block

Programme Director

Imperial GP Specialty Training

Department of Primary Care and Public Health

Imperial College London

GP Partner, Clapham Park Group Practice

London, UK

中文版序

什么是全科医师？就是当你有任何健康问题，第一个想到要找的医学专业人士。全科医师是居民健康的守护者，需要在日常看似简单的门诊接诊、家庭访视中，提供给居民科学的预防、保健、医疗、康复和健康促进服务。因此，全科医师需要有良好的临床思维、处置各种常见健康问题的能力，负责对居民提供持续性、综合性的健康管理。

全科医学在20世纪80年代进入中国，经过近40年的发展，特别是近年来家庭医师签约服务与全科医师规范化培训的开展，已然让人民群众接受并依赖全科医师，全科医学在社区卫生服务中发挥了重要作用。全科医学方兴未艾，如何更好地提升全科医师的临床能力、满足居民多样的健康需求，是一个值得思考的问题。

上海市松江区方松街道社区卫生服务中心的医师在工作之余着手翻译《全科常见病例诊疗思维》。这本案例集汇集了英国全科医师在日常工作中遇到的常见健康问题。更为可贵的是，这些病例都是基于症状描述的场景，是患者真实就诊的情形，例如"我好像瘦了""她不停地咳嗽"，后续采用对话形式，逐级展开，引入一系列完善的诊疗思维和良好的医患沟通示例，真实地再现了全科门诊诊疗过程。

我非常荣幸第一时间阅读该翻译著作，其生动的病例引人入胜，引发我作为全科医师的共鸣，书中也有非常值得借鉴的临床思维过程，更有值得回味的医患沟通和人文关怀。该案例集非常适合我们年轻的全科医师和规范化培训住院医师阅读，不仅提供可以学习的临床思维训练，也可了解英国全科医师的日常工作风格，从中汲取成长的养料。

　　以此为序，向各位推荐此书！

2020 年 9 月 1 日于上海

中文版前言

清晰的临床诊疗思维、有效的医患沟通，是全科医师亦或专科医师必备的能力，无论是处在医学生时期、住院医师规范化培训阶段还是后续的执业生涯，全科医师都需要通过不断地知识更新、学习并付诸实践，方能提高这种能力。

当前我国正全力贯彻落实"实施健康中国战略"，在此大背景下，作为基层医疗服务的主要实践者，全科医师也面临着巨大的机遇与挑战，寄希望于能承接优势资源下沉社区，同时需要自身熟练掌握社区常见疾病诊疗规范，医患沟通亦能行之有效。因而，提升临床诊疗思维及沟通技巧极为重要，这将有利于提升社区卫生服务质量，让社区居民从中切实受益，让医保费用落在实处，让全科医师完成"双重守门人"的职责。

这本《全科常见病例诊疗思维》，译自 WILEY Blackwell 出版社的 *General Practice Cases at a Glance*，作者为英国伦敦帝国理工学院的两位全科医师 Carol Cooper 和 Martin Block。

此书主要面向全科医师、住院医师规范化培训学员、医学院学生、专科初级医师。由 2 个部分 50 个病例组成。第 1 部分：导言，分为沟通技巧和临床诊疗思维 2 个专题。沟通技巧专题中主要诠释了全科医师在诊疗过程中运用的问诊及医患沟通技巧。该部分重点提出了在全科医师日常工作中可以从患者疾病本身出发，从而找到患者健康问题根源的技巧，如何在有限的时间内获得准确、有意义的信息是所有治疗的前提和基础。临床诊疗思维是整个诊疗过程的核心技术，本专题主要提出"假说 – 演绎"法，通过问诊获得信息，提出诊断假说，并在之后的诊疗中不断完善和修正，并最终得到明确诊断的方法。此专题内容将疾病的诊疗思维演绎成推理，让读者在后续的病例中不断结合此法熟练掌握。第 2 部分：作者选择了全科诊疗中常见的 50 个疾病案例，涵盖了日常诊疗中各年龄段患者出现的常见健康问题，包括心内科、皮肤科、神经病学等广泛的临床领域，以全科医师为第一视角，对病例进行解读分析，并提出治疗方案，另附患者反馈。本书针对不同的病例，通过清晰的图片、精炼的文字进行全面详实的描述，便于读者理解和掌握，具有较强的实用性、可读性。

希望本书不会让那些花费时间来阅读的人失望，多多少少有所收获！

感谢家人和同事在翻译本书期间给予的支持！

感谢上海科学技术出版社西医编辑部！

感谢上海市松江区卫生健康委员会，感谢上海市优秀青年医学人才培养计划以及上海市医药卫生发展基金会的支持！

由于时间有限，书稿中难免存在不足，还望读者指正。

译者
2020 年 8 月

英文版前言

全科医学在过去的数年间已然发生了翻天覆地的变化，并且今后将会有更多更大的改变。某些一度被视为二级医疗专属的领域已经下沉到基层医疗。

就诊咨询是全科医疗的核心，这是种一对一的交流形式（除非有亲属陪伴）。全科医师可以在 10~15 分钟完成多项工作，譬如：评估健康问题，做出初步诊断，为患者制订健康管理计划等。

由此全科诊所成为一个便于医学生学习那些基础技能的理想场所，如病史采集、体格检查、临床决策和良好的医患沟通。即使你最终选择完全不同于全科医学的专科化发展，也会发现掌握这些技能是极其有益的。

本书由伦敦的帝国理工学院医学院（Imperial College Medical School）基层医疗教学部门的两位资深全科医师编写而成。它是 *General Practice at a Glance* 的姊妹篇，也可单册阅读学习。

本书收集了 50 例病例，涵盖了所有年龄段的患者和广泛的临床领域。有些被认为是经典的全科病例，而有些则是包含有比较特殊的情况却不应忽略的病例。本书遵循了"概览"（at a glance）系列风格：简明扼要。每个病例都分别设计了图表，配以临床指南，确保学生理解并掌握病例的诊疗思维。

本书介绍病例都是基于症状描述的场景，因为这就是患者真实就诊的情形，通常以一句简短的语句开场，比如"我总是感觉很累"。这些病例反映了当今患者群体的多样性以及常见症状的普遍性。

对于每一名患者，医师都要获取完整病史并进行梳理，以决定针对性的体格检查和实验室检查，得出初步诊断，并制订相匹配的健康管理计划。阅读本书时会有身临其境的感觉，既如同医学生在考场考核，也像面对真实就诊的患者。

尽管书中的人物是虚构的，但他们就像日常诊疗中的患者一样真实，有些病例比较沉重，有些则轻松多了。

每个案例篇幅不大，内容包括：

• 患者病史，包括简单的既往史和用药史；

• 以提问－回答的形式逐步深入探讨案例；

• 绝对不可忽视的标示（"红旗征"：▶）；

• 帮助治疗的信息、图表和图样；

• 有更多的参考资料来拓展知识，主要是在线浏览资料。

建议在每个病例结束时自我回顾："针对这一病例我学到了什么？"

您可以按目录顺序翻阅，也可以任选一个专题单独浏览。全书各个专题随机分布，以彰显真实的临床日常诊疗工作。若想系统性学习，您也可以依据病例特征索引检索。

我们编写此书旨在：

• 让全科医学的多样性得到展现；

• 让学生挑战独立思考；

• 让学生阐述自身想法；

• 让学生从全科实践中取得更多的收获；

• 让学生拥有成为好医师的技能。

我们希望您能喜欢这本书，并祝您事业有成。

Carol Cooper

Martin Block

免责声明

请注意，本书内所有患者的名字、症状和心理活动均为虚构，用以映射出真实的场景。任何相似之处均纯属巧合。

致谢

Martin：感谢曾经和现有的各位学员，感谢 Anna Strhan 不断的支持和鼓励。

Carol：感谢我的同事 Paul Booton，Graham Easton，Rob Hicks 和 Sally Mason，以及帝国理工学院的学生。

目　录

导　言
Introduction

第 1 部分

医疗就诊咨询
The consultation

英国每年有超过 3 亿次的医疗就诊咨询,其中绝大多数都发生在全科诊所。这使得全科医学成为你能想象到的所有症状的首选对象,其次才是专科。对许多患者来说,全科甚至是唯一的选择。因此,建立准确信任的全科医疗就诊咨询模式势在必行。

全科医学的特点是,你可以从中看到所有临床专科问题的缩影,却仍无法预计到下一个碰到的会是什么问题。本书中的所有案例均由全科医师完成,地点为全科诊室或患者家中。无论是全科医师还是专科医师,良好的沟通技巧是保证诊疗质量的核心。合理运用你在全科门诊的时间,掌握这些沟通技巧,并付诸实践。

医学教科书通常是基于疾病进行描述,但临床问诊基于患者本身,通常是围绕他的某个症状。通过目标明确的病史采集和临床推理寻找到健康问题根源。假以时日,习惯成自然,经验累积越多,技巧越娴熟。

患者就诊的问题有时直接明了,有时则不然,你可能需要多次诊疗来解决问题。

目标明确的病史采集与传统的病史采集

传统的病史采集通常以一种结构化的方式进行,需要花费较长时间,收集到的信息非常完整、面面俱到。这是医学生开始临床学习时最好的学习方法,却不适用于每个临床问题。如果你的患者诉急性胸痛,那了解她的母亲是否患有关节炎就毫无意义了,纠结于这些细枝末节甚至会延误治疗。

目标明确的病史采集需要医师的临床判断,究竟何种情况应当深究,又有哪些可以一笔带过。例如,你可能想详细探究患者的眼部症状,那么对他的胃肠道和膀胱就不会提过多问题,甚至不予提问。

如何获取重要的病史

• 以一个常规的问题作为开场,比如:"有什么可以帮你?"接着仔细倾听患者的叙述。

• 利用"黄金 1 分钟":在不向患者提问的情况下,给予其一定的时间来阐述自身问题。

- 积极倾听。
- 提问环节，先提出开放式问题，然后提出封闭式问题。

开放式和封闭式问题

在采集病史之初提出开放式问题是一种很有效的手段。这样给予患者更多空间以传递给你重要的信息。你也可在后续问诊中借此询问患者，症状是如何影响他们的生活、情绪等。

当你需要厘清某一特定细节时，提出封闭式问题将更有效。封闭式问题一般用于病史采集后段。譬如，你可能想确认某一诊断（例如，"当你吸气时症状会加重吗？"）或排除危险信号（例如，"你的大便中有血吗？"）。

通常先用开放式问题，接着提出几个适当的封闭式问题，可以帮助全科医师以一种高效的方式获取大量信息。

小贴士

当医学生跟随全科医师抄方时，捕捉并学习他们提出开放式和封闭式问题的时机。

明确患者告知的信息

- 可以向患者提问："你说的栓塞是什么意思？"有些患者也可能滥用医学术语，如梅尼埃病，并错误复述他们所服用药物的名称。
- 在问诊过程中保持探究精神，不要想当然地全盘接受患者的表述。患者表述"我不抽烟"，可能是由于担心自己得了肺癌所以 2 周前刚戒了烟。

了解更多症状相关信息

- 遇到老年男性患者排尿问题，可以询问："晚上你起夜几次？"
- 患者如果自觉疼痛，则我们要去了解一些具体表现。你可以使用苏格拉底问诊法"SOCRATES"（部位 S，发作时间 O，性质 C，辐射 R，伴随症状 A，持续时间 T，加剧 / 缓解因素 E，严重程度在 0~10 分 S）（图 1.1.1）。
- 你要避免从头至尾的疑问句，通过适当的肢体语言（如微笑、点头）来彰显你对患者的肯定和关切。

获知患者的社会功能也同样重要。主要症状或其他症状会妨碍他什么？你需要了解他的日常生活，包括工作和家庭，才能知晓影响有多大。

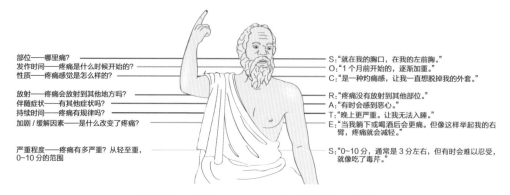

部位——哪里痛？ — S："就在我的胸口，在我的左前胸。"
发作时间——疼痛是什么时候开始的？ — O："1个月前开始的，逐渐加重。"
性质——疼痛感觉是怎么样的？ — C："是一种灼痛感，让我一直想脱掉我的外套。"

放射——疼痛会放射到其他地方吗？ — R："疼痛没有放射到其他部位。"
伴随症状——有其他症状吗？ — A："有时会感到恶心。"
持续时间——疼痛有规律吗？ — T："晚上更严重。让我无法入睡。"
加剧/缓解因素——是什么改变了疼痛？ — E："当我躺下或喝酒后会更痛。但像这样举起我的右臂，疼痛就会减轻。"

严重程度——疼痛有多严重？从轻至重，0~10分的范围 — S："0~10分，通常是3分左右，但有时会难以忍受，就像吃了毒芹。"

图 1.1.1　运用 SOCRATES 模式进行病史采集

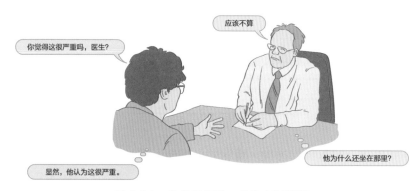

图 1.1.2　各自的想法、关注点和期望

趁此时机，我们可以向患者询问一些有关危险信号的问题，以便发现或排除那些严重情况。如："小便时你有没有看到尿血？"

探究患者的想法（I）、关注点（C）和期望（E）

一定要尝试询问患者以下问题："你希望我能做些什么？""你对这一切有什么看法？"以及"你最担心的是什么？"（图 1.1.2）。倘若没有询问，你便永远无法了解他们的真实想法。

运用信息位点标记

通过总结让患者知晓你所获得的信息并加以确认。"让我复述一下：你的月经量6个月以来一直较多，分泌物主要是黄色的，没感到瘙痒，是这样吗？"这也是一种可以帮助你在脑海中明确症状的有效方法。

不要遗漏既往史（previous medical history，PMH），包括用药情况、软性毒品和酒精的食用情况。

家族史通常很有价值。即便患者没有家族性疾病，但通过其家族概况能从侧面了解患者的想法。

体格检查

体格检查同样重要。不对患者进行体格检查等同于以貌取人。体格检查要点可逐条罗列，但检查结果无法预测。你需要在全面的体格检查中侧重其中一两个关键系统。不得偷工减料，必须完成患者所需体格检查。

随机应变

扪心自问："下一步如何做？"这是从医学生到医师转变的其中一部分，也是临床医师责任与价值的体现。本部分第 2 个专题有更多关于临床诊疗推理的内容。

将你的想法告知患者，他未必完全认可你的治疗方案。

医患关系

医师对待患者的态度对与其建立融洽关系至关重要，然而本书未涉及相关内容。每位医师应谨记保持彬彬有礼，即便你处于匆忙、过度劳累或应接不暇的状态。

医师自我介绍很重要。先告诉患者你的姓名，再询问患者所需所求。微笑也能极大地鼓励患者，并使你们和谐相处。

至少在最初的 10 分钟里，医师应使用适当的肢体语言和行为，使得患者确定你全神贯注于他。

参考资料

图书

[1] Booton P, Cooper C, Easton G and Harper M. General Practice at a Glance. London: Wiley-Blackwell, 2013.

[2] Douglas G, Nicol F and Robertson C. (eds.) Macleod's Clinical Examination. London: Elsevier, 2005.

[3] Stephenson A. (ed.) A Textbook of General Practice. London: Hodder Arnold, 2004.

[4] Fraser RC. (ed) Clinical Method: a General Practice approach. London: Butterworth Heinemann, 1999.

[5] Neighbour R. The Inner Consultation. 2nd edn. Oxford: Radcliffe Publishing, 2004.

[6] Silverman J, Kurtz S and Draper J. Skills for Communicating with Patients. Oxford: Radcliffe Medical Press, 2004.

[7] Very comprehensive and reviews all the supporting research evidence.

[8] Tate P. The Doctor's Communication Handbook. 5th edn. Oxford: Radcliffe Medical Press, 2006.

文章

[1] Almond S, Mant D and Thomson M. Diagnostic safety-netting. Br J Gen Pract. 2009; 59(568): 872–874.

http://bjgp.org/content/59/568/872.

[2] Henegan C. Diagnostic strategies used in primary care. BMJ. 2009; 338: 1003–1008.

http://www.bmj.com/content/338/bmj.b946.

2 临床诊断推理路径
Clinical reasoning to reach a diagnosis

(1) 建立诊断假说

依据现有的主诉和病史形成最初的诊断。
需要医师充分利用对患者问诊的宝贵时间（见本部分第1个专题中关于问诊的内容）。
尽量抓住患者的特点作为线索（如年龄、性别、种族、职业、既往史、用药情况等）。

(2) 修正诊断

当前各条临床线索反映出的主要问题是什么？
其中哪些阴性/阳性的症状、体征可用于支持或反驳该诊断？

基于你上述诊断思路针对性地搜寻更多的信息。
这常是临床医师面临考验的时刻。
因此你需要重新审视最初的诊断。

完善诊断假说。
接下来就是鉴别诊断。也有可能无须鉴别，当前诊断已经让患者满意且有良好的临床结局，医师本身也无异议。

(3) 明确诊断

如何确定可能性最大的诊断？
你还需要给患者做其他检查吗？
请避免那些对诊断结果没帮助的检查。

最后和患者共同讨论你的诊断思路和结论。
可在问诊过程就与患者沟通你的想法，再做出总结。
牢记后续需要对患者进行随访，这非常有意义。

图 1.2.1 **临床诊断步骤**

临床上，所有医师都在诊疗过程中使用自有的推理路径，但他们很少花时间去思考自己是如何完成这个推断过程的。根据 Henegan 等的研究，临床推理可以分为 3 个阶段：

• 提出 1 个（或多个）诊断假说。

• 修正诊断。

• 明确诊断。

这就是"假说 – 演绎法"。

初始阶段

临床推理诊断的初始阶段常发生在医师收集病史时，有时也会持续更长时间。导致做出初步诊断的诱因可能是把某个丘疹当成基底细胞癌（basal cell carcinoma，BCC）的典型表现，或者是患者的一段开场白。你也可以依据患者最初的主诉（如腹痛或咽喉痛）提出诊断假说。有时你甚至可以把假说建立在患者给自己做出的诊断上。但是人们总是喜欢对号入座，需要医师在问诊过程中加以鉴别，切勿被表象蒙蔽。有时患者也会给出正确的诊断，比如患者常常自己就能判断出怀孕或尿路感染。典型症状常常是触发诊断假说的重要因素，例如女性伴有体重增加、月经不规律和面部毛发增多等症状容易联想到多囊卵巢综合征。

如果一上来毫无思绪，尝试罗列患者现有的健康问题，思考其可能原因，也许会得到一些思路。一定要结合患者的年龄、性别、职业和既往史，同时也要考虑到最坏情况。虽然有些疾病在统计学上非常罕见，但也有纳入假说并排除的必要性，否则你可能会错过一些重要的线索。

完善阶段

下一阶段是完善假说。任何科学假说都应推敲验证。思索目前为止需要什么来验证你的理论。何种问诊 / 临床结果可以用来支持或反驳当前的诊断假说？这些问题的答案就是下一步计划。

保持反思

• 哪些症状是无法解释的？有时患者确实有与教科书描述不符的症状，注意避免生搬硬套。

• 也要考虑患者的想法（I）、关注点（C）和期望（E）（见本部分第 1 个专题关于问诊部分的内容）。

• 不要过早排除其他诊断，也不要过于主观认定患者，偏见可能会导致严重错误。

确保排除那些可能存在的严重疾病和罕见疾病。密切注意患者既往病史和本次体格检查中的危险信号。记得查看实验室检查结果，避免遗漏。

合理使用临床量表，如渥太华踝关节准则（Ottawa ankle rules，OAR）或者国际前列腺症状得分量表（International Prostate Symptom Score，IPSS）。本书也包含了其他工具量表。

大多数情况下，医师应扪心自问："他确实生病了吗？"特别是面对儿童患者时。这让你厘清思路，也有助于判断当前情况的紧迫程度。

最后的明确诊断阶段包括进一步的检查、诊断性治疗以及同事间交流。如果仍不能得出诊断，应判断是否需要立即找到病因。有时可以等待几天或 1 周来观察疾病的演变过程，有时却来不及。

常见病例
Cases

第 2 部分

1 # 我的宝宝发热了
My baby is burning up

Jay Evans，14 个月大

既往史：无记录；家属诉孩子 6 个月大时曾得过轻微湿疹

用药史：无

这天下午，一位母亲带着她的孩子 Jay 来就诊。她说 Jay 从昨晚开始持续发热到现在，连今天的早餐都没吃，午餐也只吃了一点点。不过 Jay 坐在他的推车里看上去精神还不错。

现在的处理方法

• 充分了解目前病情。

• 是否测量过体温？用何种方式测量以及体温具体是多少（只是用手摸前额来感觉体温是不准确的）？到目前为止家属给他做了哪些处理？

• 通过问诊来评估患儿的病情：他还是跟平时一样玩耍、交流和微笑吗？他比平时更易犯困吗？发热的孩子可能仅表现为有一点点闷闷不乐，因而更需家长警惕。注意患儿有无脱水的症状，可询问母亲孩子的尿布是否比平时干。

• 询问有无其他症状，比如咳嗽、声音嘶哑和皮疹。由于患儿胃口不佳，所以也要询问有无腹泻 / 呕吐等胃肠道症状。

• 通过免疫接种手册查看患儿的疫苗接种情况（表 2.1.1）。

• 询问家属患儿近期有无接触过其他患者，以及境外旅游史。

Evans 女士坦诚并没有测体温，但她确定 Jay 发热了。除了不吃东西，Jay 还在午饭后呕吐了一次，之后 2 小时才就诊。Jay 目前没有咳嗽，也没有声音嘶哑和腹泻。Evans 女士说昨晚 Jay 可能发了皮疹，她感觉是湿疹。近期没有外出旅行。家里人都很健康。但她和 Jay 自从大女儿 Megan 开始上幼儿园以来都经常鼻塞。

是否要给这个孩子查体

儿童大多不喜欢被医师检查，特别在他们不舒服的时候。但你不能因此匆忙、敷衍地完成检查或者跳过查体这部分。你必须通过检查来确认有无反映这个孩子病情严重的危险信号，包括测量体温等。

上呼吸道感染（upper respiratory tract infection,
URTI）（通常是病毒性）
流行性感冒（简称"流感"）
病毒性皮疹（例如：水痘、风疹、麻疹）
中耳炎
扁桃体炎 / 猩红热
胸部感染
脓毒性关节炎
脑膜炎或流行性乙型脑炎
败血症（包括链球菌所导致的）
中毒性休克综合征
疟疾
其他热带病，如埃博拉出血热
川崎病
免疫反应
脱水
诈病热

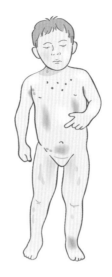

图 2.1.1　发热的原因

　　查体的同时需要寻找引起发热的线索。切记，这次体格检查可能是该儿童患病期间能够接触他的唯一机会，因而必须正确恰当地进行。你可以让孩子坐在母亲腿上进行体检，这样他会比较放松。当你检查他的胸部时，不能一下子把衣服全部脱掉，可以让母亲帮他把上衣脱下来。当需要检查下半身时，再脱去裤子。

关键点

遇到儿童患者，医师应根据病例情况询问自己："这个孩子确实生病了吗？"

罗列出提示儿童病情严重的至少 6 个重要的体征

　　"红绿灯系统"对于评估发热儿童非常有价值（详见参考资料），特别需要记住其中的危险信号，例如：

▶ 3 个月以下婴儿发热，体温 >38 ℃，或者，3~6 个月婴儿发热，体温 >39 ℃。

▶ 精神萎靡，反应迟缓。

▶ 嗜睡。

▶ 皮肤苍白或者出现紫斑。

▶ 黏膜干燥。

▶ 皮肤弹性差。

▶ 毛细血管充盈时间 >3 秒。

▶ 检查呼吸频率。

• 小于 6 月龄，呼吸频率 >60 次 / 分。

- 6~12 月龄，呼吸频率 >50 次 / 分。
- 大于 12 月龄，呼吸频率 >40 次 / 分。

► 肋间隙凹陷。

► 呼吸有咕噜咕噜声。

► 心动过速。

- 小于 12 月龄，>160 次 / 分。
- 12~14 月龄，>150 次 / 分。
- 2~5 岁，>140 次 / 分。

► 按之不褪色的皮疹。

► 肢体活动受限。

► 囟门肿胀。

► 局灶性神经症状。

► 猫叫样高音啼哭。

► 低氧状态。

你能否向这位母亲保证这仅是种病毒感染

当然不行。Jay 目前仍在发热，也不进食，我们都不清楚他怎么了。由于还没有找到感染灶，这让人感到焦虑。他可能正处于疾病的演变阶段，也许是尿路感染（UTI），也可能是幼儿急疹，或是脓毒性关节炎或其他一些潜在的严重感染。

关键点

记住！大约有一半患有脑膜炎球菌的儿童在第一次诊疗时被漏诊。

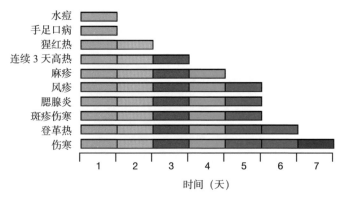

图 2.1.2　一些感染性疾病的常见前驱期，在此期间患者可能有发热和不适

现在考虑做哪些实验室检查

尿液标本检测白细胞、蛋白质和亚硝酸盐含量。

儿童期尿路感染

　　大多数发生在婴幼儿出生后的第 1 年，症状通常不明显，如发热（可反复发生）或呕吐、嗜睡和喂养不良。

　　一般儿童到 11 岁时，有 1% 的男孩和 4% 的女孩得过尿路感染。

　　▶ 超过 30% 的 UTI 患儿存在膀胱输尿管反流、尿道瓣膜症或肾脏病等潜在异常。往往伴有家族病史。

　　不幸的是，Jay 不会在你需要的时候留小便。给 Evans 女士一个集尿袋或者一个样本罐，让她不要给孩子穿上尿布，直到收集到尿液样本。不管怎样，你都不太可能在 Jay 还在门诊的时候拿到尿样。

Evans 女士期待地看着你，你有什么建议给她

　　由于目前还没有出现提示疾病严重的危险信号，明天早上再检测尿液也可以。同时，建议 Evans 女士给 Jay 穿上轻薄的衣服，多喝点水，让他保持凉爽。捂得太热对疾病没有帮助，反而会让孩子不舒服。

　　如果体温进一步升高或他看起来不舒服，可以给他服用适合年龄的对乙酰氨基酚或布洛芬。但发热是人体对炎症的正常生理反应，不需要一直给予降温。

　　应当让他与其他孩子保持距离，比如在托儿所等。

　　告知 Evans 女士复诊的时间、需要她注意的一些重要症状，包括 ▶ 嗜睡、▶ 皮肤潮湿和 ▶ 呼吸急促。许多父母只会注意有无 ▶ 不褪色皮疹以免孩子得了脑膜炎/败血症，而没有意识到他们的一般症状也同样重要。

小贴士

记住，儿童的病情变化很快。通过"安全网"可以挽救一个年轻的生命，也可以让你免受严重的投诉。

　　最后，Jay 的尿液检查结果显示是正常的。但他仍在发热而且很烦躁。当你 2 天后再次看到他时，他仍然没有感染的迹象，也没有危险信号显示。Evans 女士在网上做了一些功课，询问是不是川崎病。

表 2.1.1 常规儿童免疫接种图表（译者注：此为国外免疫接种表）

何时进行免疫接种	抵御何种疾病	接种部位
2 个月	白喉，破伤风，百日咳，脊髓灰质炎和 b 型流感嗜血杆菌（Hib）	大腿
	肺炎球菌病	大腿
	轮状病毒	口服
3 个月	白喉，破伤风，百日咳，脊髓灰质炎和 Hib	大腿
	脑膜炎球菌 C 组疾病（MenC）	大腿
	轮状病毒	口服
4 个月	白喉，破伤风，百日咳，脊髓灰质炎和 Hib	大腿
	肺炎球菌病	大腿
12~13 个月大	Hib/Men C	上臂
	肺炎球菌病	上臂
	麻疹，腮腺炎和风疹	上臂
2~3 岁或 4 岁	流感	通常是鼻腔疫苗
3 岁 4 个月或者不久之后	白喉，破伤风，百日咳和脊髓灰质炎	上臂
	麻疹，腮腺炎和风疹	上臂
12~13 岁的女孩	由 HPV 16 型和 18 型引起的宫颈癌（由 6 型和 11 型引起的生殖器疣）	上臂
大约 14 岁	白喉，破伤风和脊髓灰质炎	上臂
	MenC	上臂

川崎病的主要特征

• 高热，通常起病急，易烦躁。

• 口腔及咽部黏膜有充血，口唇干燥皲裂，杨梅舌。

• 手足多形红斑、水肿和（或）脱皮。

• 双侧眼结膜充血。

• 广泛斑丘疹。

• 颈部淋巴结肿，直径 >1.5 cm。

要做出川崎病的诊断，患儿需要符合发热和以上至少 4 条特征。川崎病很少见，80% 的病例发生在 5 岁以下。为了防止并发症，如冠状动脉瘤，通常在儿科或小儿心脏内科住院治疗。

Jay 除了发热没有其他的症状。在接下来的几天里，虽然没有给出准确诊断，但他的病情有所好转。当 Evans 女士来门诊复诊时，你可以借此机会提出常规的免疫接种。

参考资料

[1] NICE Feverish illness in children: Assessment and initial management in children younger than 5 years.
http://www.nice.org.uk/guidance/CG160.
http://pathways.nice.org.uk/pathways/feverish-illness-in-children#content=view-node%3Anodes-use-the-traffic-lightsystem-to-assess-risk-of-serious-illness.
[2] NICE Urinary tract infection in children: Diagnosis, treatment and long-term management.
http://www.nice.org.uk/Guidance/CG54.
[3] Kawasaki disease Patient UK.
http://www.patient.co.uk/doctor/kawasaki-disease-pro.

2 我需要一些治疗花粉症的药
I need something for hay fever

Clare Davey，20 岁

学生

既往史：便秘；焦虑；花粉症

用药史：乳果糖

Clare Davey 是一名历史系学生，她最近因为便秘 2 次就诊。3 个月前，你的一位同事开的处方是卵叶车前草果壳，但没有效果，后来她又咨询另一位医师。他注意到她很瘦，就给她开了乳果糖。

今天她想要些治疗花粉症又不会让她在考试期间昏昏欲睡的药。她已尝试过一些非处方药，如氯雷他定和西替利嗪，但没有多大帮助，而马来酸氯苯那敏（扑尔敏）的镇静作用太强。她的主要症状是打喷嚏和流鼻涕。因此，你只需要 1 瓶类固醇鼻喷剂就能让她缓解症状，这样留给你更多的时间获取其他信息。

你简要询问她的便秘情况，她说："我已经习惯了。"之前你从未见过她，但不由自主就会注意到她即使穿了一件厚毛衣依旧看起来很瘦，尤其是肩膀周围。系统上没有她的体重记录。

你有什么想法

- 她可能天生苗条。
- 她可能有进食障碍，在这种情况下，你有责任评估她并准备治疗。
- 她可能没意识到体重减轻，你有责任去调查原因。

你能问 3~4 个问题来厘清上述 3 种可能吗

- 你的总体健康状况如何？
- 过去几个月你的体重有变化吗？
- 你的月经怎么样？闭经常见于神经性厌食症和贪食症（即使体重正常也有可能）。
- 你觉得冷吗？这不是饮食失调的特征，但是有助于区分甲状腺功能亢进（喜欢寒冷的感觉）和厌食症（经常感到寒冷）。

Clare 说她的身体状况非常好，但已经 2 个月没来月经了，然后补充说，她不可能怀孕，因为她1年前和男朋友分手了，而且没有其他性伴侣。她的体重"没有真正改变"。即使多穿了一件衣服她依然觉得冷。你可以观察到今天她的套衫袖子遮住了她手的大部分。

因为医疗系统长久未记录体重，你需要为她测量。结果体重47 kg，身高约1.68 m，她的体重指数（BMI）为16.6 kg/m^2，低到足以怀疑神经性厌食（BMI在18 kg/m^{2}以下应当进行量表评估）。

你应当考虑进行妊娠测试，以防她告诉你的月经时间不正确。但从Clare的体重和她的反应来看，目前仍应把饮食失调的诊断放在首位。

结合患者情况，厌食症似乎是最有可能的诊断。

你现在可以提出哪些问题来验证诊断

你目前面临的难点是在不失去患者信任的条件下梳理出一个更完整的病史，

关键点

根据英国国家卫生与临床优化研究所（National Institute for Health and Clinical Excellence，NICE）关于饮食失调的指导，全科医师应该负责患者的初始评估和护理协调。

饮食失调的主要类型

- 据估计，至少6%的人群患有饮食失调。
- 饮食失调通常发病于青少年，女性更常见。
- 饮食失调可以发生在任何年龄，例如6岁以下的儿童。
- 患者中大约1/4是男性。

神经性厌食症（人群患病率约有0.6%）：由于刻意关注、追求低体重和节食而导致的进食障碍。

神经性贪食症（患病率是神经性厌食症的2~4倍）：反复出现的冲动性暴饮暴食和不适当的补偿性减肥行为（呕吐、禁食、过度运动）。患者的体重往往在正常范围。

暴食症（最常见）：反复持续暴饮暴食，每周至少3次，无补偿性减肥行为。体重可能正常或偏高。

当患者特征不符合以上三大类表现，有时仍可做出"非典型饮食失调"的诊断。

也不能妄下评判，更不可与她针锋相对。要注意她可能由于同样的问题已经被她的家人和朋友询问过了。

SCOFF 问卷可用于帮助诊断饮食失调。

• 你是否曾经因为吃得太饱而感到不舒服，以至于不得不让自己呕吐？

• 你是否担心自己失去了对饮食的控制力？

• 在 3 个月的时间内，你是否增重或者减重超过 1 英石（约 6.4 kg）？

• 当别人都认为你很苗条时，你仍坚信自己很胖吗？

• 你是否觉得食物掌控了你的生活？

对 2 个或 2 个以上问题的肯定回答意味着厌食症或暴食症。

然而，像这样开门见山式的提问可能很难有效，换一个温和亲切的开场白更好。

• "和我谈谈目前生活过得怎么样吧。"她可能会透露来自家庭或大学的压力源。

• "聊聊你的体重情况"和"你的理想体重是多少"。

• "你有没有想过减肥，有尝试过节食或其他减肥方法吗？"然后接着说："我听说有些人喜欢吃各种各样的药片……"看看她是否和其他人一起吃饭（那些饮食失调的人经常单独进食）。还可以问一下锻炼情况和她是否去健身房。

• 询问有无饮食失调的并发症，例如皮肤干燥、体毛情况、贫血引起的疲劳、眩晕、呕吐导致的牙齿问题。

• 如果能让她畅所欲言："谈谈每天的心情。"可能会显露出抑郁或者压力的来源。

• "家人们患有什么疾病吗？"有时伴有精神疾病、厌食症或严重肥胖的家族史。

Clare 告诉你，她以前一直觉得自己很胖，而她妈妈很苗条。她不知道自己的理想体重是多少。她尝试过泻药，但没服用过利尿剂或违禁药物。她不经常锻炼，把所有的时间都花在学习上，她希望自己成绩很好。她说她做了很多"健康食品"，大部分时间单独吃饭。她承认她现在可能太瘦了一点。她目前心情很不错，只是担心即将来临的考试。

你现在对 Clare 进行体格检查。除了体重，还需要检查什么？至少写下 4 个

• 脉搏和血压。可能有心动过缓或体位性低血压。

• 体温。可能有体温过低。

• 循环。手足发绀是常见的体征。有时伴有水肿，在极少数情况下会有指（趾）坏疽。

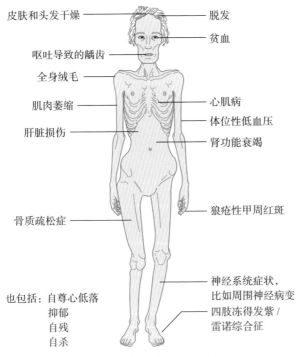

皮肤和头发干燥 —— 脱发

—— 贫血

呕吐导致的龋齿 ——

全身绒毛 ——

肌肉萎缩 —— —— 心肌病

—— 体位性低血压

肝脏损伤 —— —— 肾功能衰竭

骨质疏松症 —— —— 狼疮性甲周红斑

—— 神经系统症状，
比如周围神经病变

也包括：自尊心低落 —— 四肢冻得发紫 /
　　　　抑郁 雷诺综合征
　　　　自残
　　　　自杀

图 2.2.1　**神经性厌食症的并发症**

- 测试肌肉力量。仰卧起坐和下蹲起立都是很有用的测试。

结果显示她的体温、脉搏和血压数值都正常。她的手指有点冷。除了保持平衡，她可以不需要双臂帮助就从蹲姿站起来。

你现在应该做什么

缺乏阳性结果并不意味着你可以忽略饮食失调的可能。首先，你可以分享你对她目前体重的担忧，然后问她是否认为这是厌食症。这可以让你在事态失去控制之前得到她的认可，她也能从你的帮助中受益。

同时，如果她同意的话，你需要做一些简单的测试。

Clare 欣然同意，主要是因为，正如她承认的那样，她精力不比以前，不能像以前那样学习到半夜。

你考虑做什么检查

- 全血细胞计数（full blood count，FBC）、尿素、肌酐、肝功能、白蛋白和血糖。
- 考虑心电图检查，尤其是当体重指数低于 15 kg/m^2 或心动过缓时。

让我们松口气的是，Clare 的各项检查结果回报正常，这表明她目前的健康风险不大。大多数饮食失调的人都是这样。

CKS/NICE 有一个指南来判定风险。低体重指数、体位性低血压、心动过缓、肌力差和血液检查结果异常均具有显著意义。有些人严重到需要住院。

小贴士

记住，神经性厌食症是所有精神健康状况异常疾病中最致命的。

符合以下任何一项都需要入院治疗

• 有自杀或严重自残的风险（需要接受急性精神病学治疗，而不是饮食失调治疗）。

• 家庭状况阻碍患者康复。

• 病情严重恶化（可能需要入住急诊内科病房治疗）。

• 体重极低（如果体重指数 <15 kg/m²，请紧急转介入院）。

• 有并发症（如严重电解质紊乱、低血糖或并发严重感染）。

如果考虑强制入院（无论患者年龄大小），请咨询专科医师。有关详细信息，请查看参考资料。

小贴士

请注意，复测体重时如遇患者体重上升，要考虑患者就诊前是否喝了很多水，或携带了重物等情况。

对于其他轻症患者，需要根据当地卫生部门相关规定条例，转介至社区心理健康小组（Community Mental Health Team，CMHT）或饮食失调专科门诊。

你给 Clare 推荐了一个饮食失调门诊。她有些释然，但这并不意味着你已经完成你的任务。你需要再预约一次门诊以便能再次观察熟悉她，鼓励她的进步，让你们的关系更融洽。

参考资料

[1] CKS/NICE Eating disorders.
    http://cks.nice.org.uk/eating-disorders#!scenario.
[2] BEAT the UK's leading eating disorders charity.
    http://www.b-eat.co.uk/.

3 我这咳嗽好不了了
I can't seem to shift this cough

Peter Baker，61 岁

退休电工和建筑工人

既往史：曾做过疝气修复手术；工伤后行手臂肌腱修复；儿童时期曾患腮腺炎和麻疹；可疑高血压

用药史：无

Baker 先生已经咳嗽几周了，从西班牙探望他儿子后开始咳嗽。他不确定是否旅行前就有发热。现在他感觉不太舒服，希望抗生素治疗。

整夜的咳嗽让他很心烦，除了早上有一点咳痰，其他时间通常是没有痰的。他没注意过痰的颜色。

从医疗记录中可以看出，他去年开始血压就高于正常值，但他没有去做相关检查。

你想知道什么，写下至少 6 个问题来询问他

• 抽烟吗？对于疑似呼吸系统或心血管系统引起的症状，这是一个关键问题。

• 咳嗽带血吗？咳血常发生于感染、栓塞和恶性肿瘤。患者都知道这很危险，并不大愿意承认有这种症状。

• 胸痛吗？

• 近期体重减轻吗？同时询问其他全身症状，如发热，确保问诊囊括了"任何其他症状"，如背痛等。

• 家人有没有咳嗽？有没有胸部疾病家族史？如哮喘、肺结核或其他传染病。

• 最近是否有去其他地方旅行？退休的人经常去旅行。询问他外出前的健康状况。

• 更多地了解他的工作。他接触过石棉吗？是否有其他潜在的危险？

Baker 先生已戒烟 2 年，既往每天抽 30 支烟。很久以前，他曾短暂接触石棉。没有相关的家族史，也没有与肺炎或肺结核患者的接触史。他觉得有点不舒服，但不确定有没有发热。家里人都很健康。去西班牙之前就有点咳嗽，不过他认为是长期吸烟导致的咳嗽，而他已经戒烟了，其他方面他都觉得不错。

全科医学视角下的咳嗽原因

大多数患者咳嗽的原因是上呼吸道感染（URTI），你也许也应考虑其他原因。

急性咳嗽（时间 <3 周）

• URTI。

• 胸部感染。

• 哮喘急性发作；慢性阻塞性肺疾病加重。

• 血栓栓塞性疾病（大多数肺栓塞患者无症状）。

• 急性气胸（尤其当患者是年轻人时）。

• 气道异物。

咳嗽时间 3~8 周

• 感染后咳嗽（常见）。

• 持续感染。

• 慢性咳嗽的早期阶段。

如有提示肺癌、肺结核或气道异物的症状需要转诊。

慢性咳嗽（>8 周）

• 慢性阻塞性肺疾病（非常常见）。

• 哮喘。

• 结核病。

• 支气管扩张。

• 肺癌。

• 气道异物吸入。

• 间质性肺病，如特发性肺纤维化。

• 花粉热、其他疾病导致的慢性鼻炎和后鼻滴流症。

• 胃食管反流病（gastro-oesophageal reflux disease，GORD）。

• 药物作用，如服用 ACE 抑制剂产生的副作用。

有些病因可以在全科治疗，有些则应立即转诊，如提示肺癌、结核病或气道异物的特征。

你要求给他做体格检查，除了进行胸部听诊，列出你可能要找的 5 个体征

• 杵状指。你也需要同时注意指甲的污渍，一些吸烟者会谎称戒烟。

- 颈部淋巴结。
- 呼气流量峰值（peak expiratory flow rate，PEFR）。
- 将体重和既往数值对比会很有用。
- 他上次测量的血压高于正常值。你需要继续行相关检查，不要只将注意力集中在患者当前的症状上，而忘记了其他未完成的检查。

你发现他 1 个月瘦了 2 kg，他告诉你他正在减肥。血压 164/98 mmHg。手部未见杵状指或污迹（焦油形成，通常称为"尼古丁污渍"）。你认为不良事件（adverse event，AE）是肺左下叶缩小，并且有喘鸣音。他的脖子上没有肿大的淋巴结。他的呼气流量峰值是 410 L/s（他身高 6 英尺 1 英寸，约为 185 cm）。检查时 Baker 先生频繁咳嗽，而且咳嗽声音听起来有点奇怪。

鉴别诊断有哪些？至少给出 4 个选项

- 慢性阻塞性肺疾病。
- 支气管肺癌。
- 石棉肺。
- 胸部感染。
- 哮喘。

接下来怎么做

可选择以下 1 项或多项措施。

- 安抚他。
- 让他服用止咳糖浆。
- 开具抗生素处方。
- 开具吸入器药物处方。
- 进行肺功能检查。
- 进行胸部 X 线检查。
- 进行血液检查。
- 预约复诊，包括血压测量。
- 紧急转诊。

需要给 Baker 先生进行胸部 X 线检查，他有患肺癌的高风险并有体重下降的表现。根据 2 周原则立即转诊胸科也是一个不错的选择，特别是在几天内不能获得胸片结果的情况下（请参阅参考资料中的 NICE 指南）。可以使用支气管扩张剂吸入器。止咳糖浆不起作用，也没有应用抗生素的指征。肺功能测定可用于确诊他是否患有慢性阻塞性肺疾病（简称"吸烟者咳嗽"）。从高血压角度看，血细胞分析、尿素氮、肌酐、血脂和血糖数值均在正常范围，对于诊断咳嗽原因无太大帮助。虽然没有可以让他放心的依据，但也不要让他惊慌。

如何告知

必须认真对待任何超过 3 周的咳嗽症状。通过 X 线检查能更多地了解病情。如果患者询问罹患肺癌的可能性，你必须让他知道你会考虑这个诊断，但这并不意味着他被确诊。给他预约一次复诊，并确保你有他准确的联系方式，以防你需要提前联系他。

他的胸部 X 线检查报告第二天就传真过来了，提示他肺部过度膨胀，左肺底部塌陷，纵隔比正常宽，心脏增大。护士还没有做肺功能测定。你紧急把他转诊给胸科医师。

肺癌

- 英国每年新增肺癌病例超过 39 000 例。
- 每年有 35 000 多人死于肺癌（超过乳腺癌和结直肠癌的总和）。
- 现在是女性因癌症死亡的主要原因。
- 英国肺癌患者诊疗效果比美国和许多欧洲国家都要糟糕，可能是因为转诊和治疗过晚。晚期肺癌的治疗通常令人失望，比如 12 周的化疗只会延长 8 周的生存期。
- 至少 10% 病例与吸烟无关。
- 至少 5% 的肺癌有表皮生长因子受体（epithelial growth factor receptor, EGFR）突变。作用于 EGFR 的新生物制剂可以延长非小细胞肺癌患者的生存期，但并非所有英国诊所都进行这种试验。

---

10 天后你听说 Baker 先生被诊断出患有左肺癌和慢性阻塞性肺疾病。难怪他体重减轻，还有奇怪的咳嗽声。不幸的是，Baker 先生不适合手术治疗，因为他有纵隔淋巴结肿大、喉返神经受累以及慢性阻塞性肺疾病。

喉返神经麻痹常伴有声音的变化，但也会引起典型的"牛喘息"咳嗽，这是由于通过开放声门排出空气所致。记住，喉返神经的走行过程在两侧是不同的

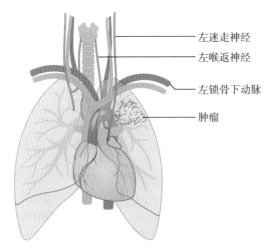

左迷走神经

左喉返神经

左锁骨下动脉

肿瘤

图 2.3.1　喉返神经的走行

（图 2.3.1）。左侧喉返神经向下延伸至胸部，在主动脉弓下形成环状，回到喉部。右侧喉返神经较短，环绕锁骨下动脉。因此，左侧神经比右侧神经更容易患病。可能导致麻痹的原因有很多，最常见的有以下几种。

- 支气管肺癌。
- 食管癌。
- 纵隔淋巴结恶性肿瘤。

喉返神经也可能受到颈部病症（如甲状腺癌或手术）的影响。

参考资料

[1] CKS Cough.
    http://cks.nice.org.uk/cough#!topicsummary.
[2] NICE Lung cancer diagnosis and treatment.
    http://www.nice.org.uk/guidance/cg121.

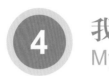

我的膝盖很痛
My knee is very bad

Giovanna Harris，67 岁

家庭主妇和家庭护理员

既往史：轻度哮喘；子宫切除术；拇囊炎手术；产后抑郁症

用药史：倍氯米松吸入剂和沙丁胺醇吸入剂

Giovanna Harris 女士右膝疼痛已经有"相当长一段时间了"，并且在最近8~9 个月里症状加重，特别在下楼梯时。有时疼痛难忍迫使她只能整晚在沙发上度过。她已经试过从保健品店买来的鳕鱼肝油和药片，但这些都无济于事。现在的她已经不知所措了。

问诊有哪些要点？写下 10 个或更多有用的问题

• 告诉我更多关于疼痛的信息。具体是膝盖哪一部分？有什么能使它缓解？并阐明疼痛的其他特征。

• 你膝盖受过伤吗？近期或时间久远的创伤病史都很重要。

• 晚上疼痛会更厉害吗？▶ 疼痛发作的大部分时间在夜间或仅在夜间疼痛提示肿瘤可能。

• 膝盖肿胀吗？如果有肿胀，可能诊断考虑有积液或滑膜炎。

• 膝盖感觉僵硬吗？晨起僵直超过 30 分钟表明炎症存在。

• 膝盖发软吗？这可能是由于韧带松弛或者四头肌萎缩。

• 膝盖是否像是被锁住了，导致你没有办法把膝盖完全伸直？提示可能存在骨骼松动或半月板受伤。

• 其他关节情况如何？膝盖疼痛可能是更广泛的关节病的一部分表现。

• 你自己感觉好吗？▶ 全身症状发生在炎性关节炎和脓毒症等疾病，常导致体重明显减轻。

• 你有皮肤问题吗？银屑病关节炎病变可仅限于单膝。

• 你家里人有关节问题吗？

• 膝盖疼痛影响了每天生活的哪些方面？找出膝盖疼痛妨碍的任何事件。给疼痛等级从 0 分至 10 分（由轻至严重）打分也很有用。

• 记得询问她认为可能是什么疾病以及她希望你如何帮她。这些开放性问题可以打开患者的"心扉"。

Harris 女士说，多年前她第一次去英国滑冰时膝盖受伤。当时膝盖肿胀，是用绷带包扎的。她的膝盖仅在早上有点僵硬。最近没有肿和紧锁的感觉，但偶尔感觉"有点摇晃"。当她走路时，感觉骨头像是在互相摩擦。疼痛主要发生在膝盖前部，夜间疼痛不多。她不跑步也不跳舞，不做任何运动，因为她正忙于照顾92 岁的母亲，她的母亲患有阿尔茨海默病。她是唯一的看护。

她的整体健康状况良好，没有其他关节问题。她母亲的手关节突出，但她家里似乎没有人患关节炎或类似疾病。她不确定你能为她做什么，但她不想做手术。

你决定给 Harris 夫人进行体格检查。你特别需要检查什么？写下 6 个

• 你可能已经注意到她的整体外表，包括步态。如果没有，观察她走路的方式。

• 手部可能表现有赫伯登结节（Heberden's nodes），这是典型的骨关节炎表现。

• 检查膝盖，她的右膝是否有磨损？还要注意有无肿胀和 ▶ 发红。

• 膝盖是内翻还是外翻？任一一项都提示骨关节炎可能。

• 检查有无压痛（例如半月板损伤时的关节线压痛）。

• 检查运动范围（range of movement，ROM）以及活动时是否疼痛。

• 韧带松弛试验：侧支韧带比交叉韧带更容易检查。

• 评估她有无全身关节过度活动综合征。如果你不进行测试，这可能会被忽视。

• 检查髋关节。膝关节疼痛可以由髋关节导致，而这在儿童中更常见。

经检查，Harris 女士超重了。她体重 73 kg，身高 1.6 m，所以她的体重指数是 28.5 kg/m^2。她走路没问题，有赫伯登结节（图 2.4.1）。她的右膝没有肿胀或发红，但是四头肌废用了。她的髌骨韧带很软。关节运动范围正常。有髌骨骨擦音，你认为是无关紧要的。你没有发现韧带松弛或任何过度活动的迹象。她没有银屑病。左膝和两侧髋关节正常。

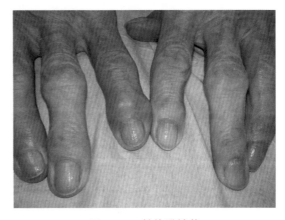

图 2.4.1　**赫伯登结节**

来源：Drahreg01 https://commons.m.wikimedia.org/wiki/File: Heberden-Arthrose.JPG. Used under CCA 3.0.

膝盖疼痛的一些原因

年轻患者（16~50 岁）

- 受伤（如骨折、韧带撕裂）。
- 半月板撕裂。
- 胫骨粗隆骨软骨病（Osgood-Schlatter's disease）。
- 剥脱性骨软骨炎。
- 炎性关节炎。
- ▶ 脓毒性关节炎。
- ▶ 骨髓炎。
- 关节过度活动。
- 髌骨与股骨轨迹紊乱。
- 创伤后早期骨关节炎。
- 滑囊炎。

老年患者（50 岁以上）

- 受伤（如骨折、韧带撕裂）。
- 半月板变性。
- 骨关节炎。
- 炎性关节炎。
- ▶ 脓毒性关节炎。
- ▶ 骨髓炎。
- 髌骨与股骨轨迹紊乱。
- 滑囊炎。
- 痛风或假性痛风。
- 腘窝囊肿（Baker's cyst）。

你现在有什么想法？至少写下 2 种可能性

- 骨关节炎或退行性关节病（degenerative joint disease，DJD）。
- 先前半月板撕裂的晚期影响。
- 它可能仍然是一种炎症性疾病，但这种可能性要小得多。

她需要影像学检查吗

不需要。磁共振成像（MRI）扫描是金标准检测，但要扫描每一个出现在全科医师面前的"疼痛的膝盖"是不可能的，在这里也不太可能有助于治疗。

X 线检查可能显示关节间隙缩小、骨赘和（或）软骨下改变，但大约 70% 的膝关节疼痛患者在 X 线检查时有骨关节炎改变，这些改变与症状的相关性很低。

你考虑膝关节炎的诊断。接下来将如何处理

生活方式是最重要的，尤其是锻炼四头肌和减肥（如果合适的话）。穿上合适的鞋子，像散步这样的定期锻炼是有益的。

在镇痛方面，值得尝试扑热息痛，尽管它可能不是很有效。局部非甾体抗炎药可以帮助止痛。覆盖质子泵抑制剂（proton pump inhibitor，PPI）的口服非甾体抗炎药可作为下一步尝试。再进一步是扑热息痛和阿片类药物的联合治疗（如共氢醇）。局部辣椒素也是一种选择。

物理治疗关节炎有着重要的作用，需要经过专业评估，这可能导向关节注射、关节镜检查或关节置换等治疗方案。严重症状的膝关节炎需要膝关节置换。牛津膝关节评分（Oxford Knee Score，OKS）有助于评估。

Harris 女士已经试过扑热息痛了，但没什么疗效。你认为使用非甾体抗炎药是不明智的，因为阿司匹林和布洛芬过去曾让她的哮喘发作，而你选择了她愿意尝试的复方可待因。你给她一张关于四头肌锻炼的宣教页，并要求理疗师给她综合建议，其中可能包括改变她的活动以保护她的膝盖。

Harris 女士知道她需要减肥。你还建议她加入一个护理人员小组，以获得照顾她母亲（她是另一个诊所的患者）的一些意见和帮助。你很高兴她接受了你的建议。

参考资料

[1] CKS/NICE Knee pain-assessment.
http://cks.nice.org.uk/knee-pain-assessment#!scenario.
[2] Oxford knee score.
www.orthopaedicscore.com/scorepages/oxford_knee_score.html.
[3] Arthritis Research UK (charity with range of publications for patients and health professionals, including exercise sheets). www.arthritisresearchuk.org/.

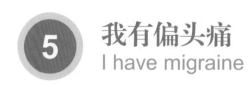

5 我有偏头痛
I have migraine

Amy Liu，19 岁

学生

既往史：无

用药史：抗组胺药治疗花粉症

Amy 是个大学生，原籍中国香港地区。她已经断断续续地头痛了大约 3 个月。Amy 认为可能是偏头痛。她身材苗条，不抽烟，也很少喝酒。

在试图确诊偏头痛时，你应该问些什么？写下至少 6 个问题

• 确认头痛的一侧。偏头痛（migraine）是典型的单侧性头痛（这个词来自希腊文"hemicrania"），但也有例外。

• 是否伴有恶心或呕吐？这些症状都指向偏头痛，但并不是唯一可能的诊断。

• "你对光或声音的刺激更敏感吗？"这是典型的偏头痛，但脑膜炎也会引起对强光的厌恶。

• "你还能继续工作吗？"许多偏头痛患者不能继续工作或日常活动，因为这会加重头痛。

• "你的视力受到影响吗？"视觉障碍发生在大约 15% 的偏头痛患者中。也可能有其他的局部症状。

• 询问家族史。偏头痛有显著的遗传因素。

小贴士

许多人用"偏头痛"这个词来表示非常严重的头痛。而那些有家人的患者，对偏头痛会了解得多一点点。

Amy 头痛的部位在前额和双侧。晚上更严重，与周围环境或其他外在因素无关。有时头痛会持续一两天。她通常坚持继续学习，但不如平时有效。她不确定自己是否有家族病史，但主动提出给中国香港地区的妈妈打电话问她。你告诉 Amy 现在没必要。

头痛的一些重要原因是什么？按严重程度的降序写下至少 10 个

- 头部外伤，伴有骨折和（或）颅内出血。
- 其他形式的脑出血（如蛛网膜下腔出血）。
- 脑炎或脑膜炎。
- 占位性病变。
- 一氧化碳中毒。
- 巨细胞动脉炎（尤其是 50 岁以上）。
- 急性青光眼。
- 偏头痛。
- 丛集性头痛。
- 紧张性头痛。
- 三叉神经痛。
- 其他部位的牵涉痛（如颈部、牙齿、下颌、鼻窦）。
- 抑郁。
- 发热（如流感）。
- 药物滥用性头痛（也称为"慢性每日头痛"）。
- 药物副作用（如血管扩张剂、SSRIs）。
- 非法药物。
- 宿醉。

大多数头痛并不可怕。根据国际头痛协会的分类，在一般情况下，90% 的人有过头痛的症状。这些包括紧张性头痛、偏头痛、丛集性头痛和其他原发性头痛（如良性性交性头痛）。其中，紧张性头痛和偏头痛是最常见的症状，而且它们可能会因过度使用止痛药而变得复杂。

然而，以上信息并不能排除患者中个别出现不容忽视的严重疾病的可能。

鉴于此，你可以提出哪些有效的问题来帮助诊断 Amy 的头痛

- ▶ "你最近撞到头了吗？"近 3 个月的任何头部外伤史都很重要。
- "你的头痛是怎么发生的？" ▶ 突发性发作（比如被板球或棒球棒击中）是蛛网膜下腔出血的典型症状，但有些进展得慢一些。咳嗽或运动也能引起蛛网膜下腔出血。
- "你有发热吗？"需考虑脑膜炎或脑炎，但也有可能是其他更常见的原因引起的发热。
- "你是否感到恶心或难受？" ▶ 不伴恶心的易吐是颅内压升高的一个标志，偏头痛中也会出现恶心和呕吐，需注意鉴别。

小贴士

确保患者理解你的表达。例如，对美国人来说，"恶心"并不意味着呕吐，而是不舒服。

• ▶ 你还有其他症状吗？需警惕癫痫发作可能，这很危险，而虚弱或其他局部神经症状，可以提示偏头痛或更严重的疾病。偏头痛和急性窄角型青光眼都有视觉症状。

• "你的脖子感觉僵硬还是疼痛？"颈项强直可能发生在脑膜炎中，但它也可能提示疼痛的原因，例如挥鞭伤。

• "你经常吃治疗头痛的药吗？"过度使用止痛药是继发性头痛最常见的原因。

Amy 的回答让人安心。她没有头部外伤史，没有发热，当然也没有其他身体不适或其他症状。每次头痛通常在一天结束时逐渐开始。没有恶心呕吐。她只吃过几次止痛药，而且扑热息痛和布洛芬都不能起效。她的脖子和后背都很好。

你接下来还会做何询问？至少写下 3 个

• 询问有无情绪低落和其他抑郁症状。

• 询问有无相关心理压力。

• 询问有无视力问题和她最近的视力检查结果。

• 询问她使用电脑的情况以及任何业余活动（例如划船、举重、演奏可能导致下巴或脖子问题的管乐器）。

Amy 没有抑郁相关症状。她在上化学课时"压力很大"，但她很享受并转化为动力。虽然她在这里没有家人，但她交了很多朋友。她的视野没问题，她戴着大约 8 个月前配的眼镜。她经常使用电脑，特别是在这周。有时她去健身房，主要是游泳。

你对 Amy 做过体格检查吗

你应该对她进行体格检查。虽然她头痛不太可能有严重的原因，但你并没有排除所有的可能性。你有可能通过体检得到关于病因的有用线索。而且，检查可以让患者安心，并表明你正在认真对待她的症状。

你会特别检查什么？至少写下 3 个

• 血压。

• 颈部。

- 神经系统检查。

- 50 岁以上患者，检查颞动脉是否压痛。

小贴士

当中枢神经系统检查时间不足时，集中精力检查运动方面而不是感觉方面。

在这种情况下，你应该检查眼底是否有视盘水肿，并检查大部分脑神经（如第Ⅲ、Ⅳ、Ⅵ、Ⅶ、Ⅻ对脑神经）。

检查四肢肌力和足底反射。还要测试协调性和平衡性（例如指鼻试验和脚跟碰脚趾行走）。

Amy 的血压是 116/76 mmHg。她的视盘、脑神经、肌力、脚跟碰脚趾行走和指鼻试验都是正常的。足底反射有点下降。她的脖子活动没障碍（full range of motion，FROM），但斜方肌一触即痛。

你怎么认为

没有任何危险因素的迹象，这听起来像紧张性头痛和（或）颈部疼痛。

Amy 告诉你她主要用笔记本电脑，"就像每个学生使用的一样"。这一点很重要，因为除非有外部显示器或键盘，否则屏幕不能处于正确的视觉高度，按键不能处于正确的上肢高度。这也许可以解释她头痛的时间。Amy 说她会配一个外接键盘。你建议她定期离开屏幕休息一下，如果她的头痛持续，建议她回来复诊。

6 周后的下午 2 点，Amy 打电话给你，说她在健身房时突发头痛。虽然设法自己回到了公寓，但这是有史以来最严重的头痛，她感觉很糟糕，伴有恶心。

你现在应该做什么

（a）马上去看她？

（b）继续观察，若无好转再去看看？

（c）叫救护车送她去医院？

（d）约她在本周晚些时候就诊？

你必须认真对待这一点，所以（a）和（c）是最好的选择。良性病因的患者也会出现更为严重和更为危险的情况。

你仔细核对她的地址，确保有人照顾她，并为她呼叫救护车。

几天后，你知道她被诊断出患有浆果样动脉瘤破裂引起的蛛网膜下腔出血，现在情况良好。通过 Amy 的父母，神经外科登记员发现了他们浆果样动脉瘤的家族史。

蛛网膜下腔出血（subarachnoid hemorrhage，SAH）与她最初的头痛无关，没有人会指责你最初的评估和管理。然而，你不禁要想，如果早点要求 Amy 给她母亲打电话询问她的家族史，出血是否可以避免。

浆果样动脉瘤

大约 80% 的 SAH 是由浆果样动脉瘤破裂引起的。

大约每 25 个成人中就有 1 个人患有 1 个或多个动脉瘤。

家族史可增加浆果样动脉瘤的发生风险。也与常染色体显性遗传多囊性疾病有关。

增加破裂风险的因素有以下几点。

- 动脉瘤 >7 mm。
- 血压高。
- 吸毒（如可卡因）。
- 吸烟。
- 过量饮酒。

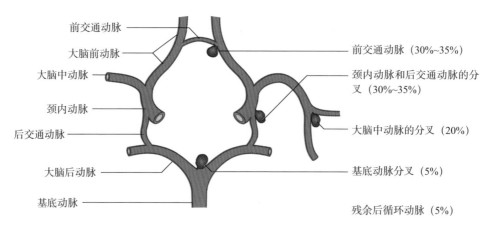

图 2.5.1　**浆果样动脉瘤的可能部位**

参考资料

[1] CKS: Headache assessment.
http://cks.nice.org.uk/headache-assessment#!topicsummary.

[2] SIGN (Scottish Intercollegiate Guidelines Network): Diagnosis and management of headache in adults.
http://www.sign.ac.uk/pdf/qrg107.pdf.

我来打流感疫苗
I've come for my flu jab

Millie Brown 夫人，81 岁

退休

既往史：高血压病；高胆固醇血症；既往吸烟史（20 年前戒烟）

用药史：氨氯地平每天 5 mg，雷米普利每天 5 mg，阿托伐他汀每天 20 mg

Brown 夫人本次来检查血压和接种流感疫苗。她刚在德文郡和家人聚了几天才回来。她目前一个人住，丧偶。

在你给她量血压之前，先检查了她的脉搏，发现她有心律不齐。她没有心律失常史，也没有其他心脏病史。Brown 夫人告诉你她感觉很好，不用担心。

你和临床护士谈了一下，她同意完成下一名患者的检查之后优先给 Brown 夫人做心电图。

20 分钟后，Brown 夫人带着心电图检查报告回来了（图 2.6.1）。

诊断是什么

心房颤动（简称"房颤"）。

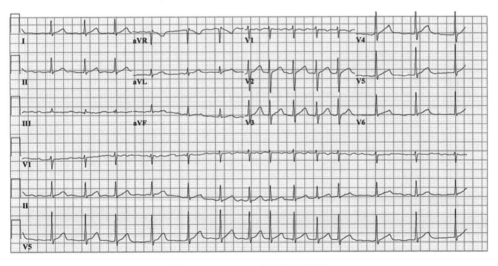

图 2.6.1　Brown 夫人的心电图

来 源：CardioNetworks https://commons.wikimedia.org/wiki/File:Afib_ecg_(CardioNetworks_ECGpedia).jpg. Used under CCA 3.0.

你现在想问 Brown 夫人哪些问题

你应当询问她有什么症状。

• 她感觉如何？

• 感到呼吸困难或胸痛吗？

• 感到头晕吗？

• 近期有任何异常症状么 [有些症状可以提示近期有卒中或短暂性脑缺血发作（transient ischemic attack，TIA）]？

你应该询问可能的诱发因素。

• 她最近是否不舒服？

• 她的酒精摄入量是多少？

Brown 夫人告诉你她感觉很好，完全没有胸痛。她注意到在过去的几个月里确实比以前更易气喘吁吁了。当她去商店时，她必须停两三次来喘口气。这已经持续几个月了。她把这件事归结为变老了，认为不需要去麻烦医师。

她最近没有发现任何不寻常的症状，绝对没有卒中或短暂性脑缺血发作的症状。她只在特殊场合喝酒，一般就一小杯雪梨酒。

你能说出至少 5 个房颤的潜在原因吗

• 高血压。

• 缺血性心脏病。

• 瓣膜性心脏病（如二尖瓣疾病）。

• 心力衰竭。

• 感染（如胸部感染）。

• 肺栓塞。

• 肺癌。

• 甲状腺毒症。

• 糖尿病。

• 电解质紊乱。

• 酒精过量。

你想做哪些体格检查

你应该检查 Brown 夫人的心血管系统和呼吸系统。她的主诉是呼吸困难。这可能是由于她的房颤引起的，或者可能由呼吸疾病引起的房颤导致的。

检查结果如下。

- 呼吸音无异常。
- 心血管系统（cardiovascular system，CVS）：
  - 心律不齐，心率 98 次 / 分。
  - 收缩期杂音（Ⅰ级），在心尖最响亮，无放射。
  - BP（手动）116/78 mmHg。
  - 无踝关节水肿。

你如何向 Brown 夫人解释房颤的诊断

确保要解释清楚，避免使用医学术语。试试这样的解释怎么样："Brown 夫人，你有一种叫心房颤动的病。你的心脏在不规则地跳动，而且常常是很快地跳动。我们要认真对待它，因为它会让你感觉不舒服，还会增加你患卒中等其他疾病的风险。"

你现在需要让 Brown 夫人住院吗

不，没有任何症状显示她需要住院。

房颤患者何时需要住院治疗

患者有房颤，并且有以下情况，建议住院。

- 脉搏 >140 次 / 分或收缩压 <90 次 / 分。
- 身体不适，如意识丧失、严重头晕、持续胸痛或呼吸困难加剧。
- 有房颤并发症，如卒中、短暂性脑缺血发作或急性心力衰竭。

你应该为 Brown 夫人安排什么实验室检查

所有房颤患者应进行以下检查。

- 心电图（已完成）。
- 血液检查：尿素、电解质、甲状腺功能、葡萄糖 / 糖化血红蛋白、血钙、血脂。

还要考虑是否进行胸部 X 线和（或）超声心动图检查。

Brown 夫人需要拍 X 线片吗

需要——她有呼吸困难的症状，而且她有吸烟史。你需要排除肺癌，这是房颤的一个潜在原因。

她需要心脏超声吗

同样是需要的。她有心脏杂音，也有房颤，所以需要评估她的瓣膜情况。

在患者管理中需要涵盖哪些重要领域

• 处理任何潜在病因。

• 控制心率。

• 注意心律控制（即心脏复律）。

• 考虑抗凝治疗。

处理任何潜在病因

您正在等待上述测试的结果，但尚未得到任何结果。

控制心率

• β 受体阻滞剂，如比索洛尔（哮喘除外）。

• 具有降低心率效果的钙通道阻滞剂，如地尔硫卓或维拉帕米（合并心力衰竭患者除外）。

你让她开始服用小剂量的 β 受体阻滞剂来控制心率，比索洛尔每天 1.25 mg。

表 2.6.1　CHA2DS2VASc

	项　目	分数
C	充血性心力衰竭（或左心室收缩功能障碍）	1
H	高血压	1
A2	年龄 ≥ 75 岁	2
D	糖尿病	1
S2	卒中或短暂性脑缺血发作	2
V	血管疾病（如缺血性心脏病、外周动脉疾病）	1
A	年龄在 65~74 岁	1
Sc	女性	1

注：0 分是低风险的，可能不需要抗凝治疗。

　　1 分为"低－中"风险，可以考虑抗凝治疗（如华法林或利伐沙班）。

　　2 分或以上为"中－高"风险，建议抗凝治疗。

心脏复律

如果患者有以下情况，请咨询心脏病专家，以考虑心律控制治疗（心脏复律），此外还需提供心率控制治疗。

- 有可逆原因的房颤（例如胸部感染）。
- 心力衰竭被认为主要由房颤引起或加重。
- 新发房颤。

与 Brown 夫人讨论后，她决定不做心脏复律。

考虑抗凝的必要性

你知道用于抗凝评估的工具吗？

已有的工具，例如 CHADS 和 CHA2DS2VASc。

使用表 2.6.1 计算 Brown 夫人的分数

她得了 4 分。将她转诊至抗凝专科寻求华法林的治疗。

你什么时候跟踪随访她

根据 Brown 夫人的情况，由于她只是轻微症状，她的心率不太快，所以最好在 2 周内随访，以评估她对心率控制药物的反应（您可能需要通过滴定 β 受体阻滞剂给量），并查看她的检查结果。

她走之前，你一定要记住做什么

给她注射流感疫苗。

备注

令人惋惜的是，Brown 夫人的 X 线结果显示出一种可能的恶性肿瘤。你根据 2 周原则将她转诊至专科并诊断出肺癌。

参考资料

[1] CKS NICE Atrial Fibrillation.
http://cks.nice.org.uk/atrial-fibrillation.

7 他是个小捣蛋鬼
He's a little terror

Kai Johnson，5 岁

既往史：无

用药史：无

---

5 岁的 Kai 在他母亲 Imelda Ryan 前跳进了咨询室，Ryan 说："我无法控制他，肯定有什么问题。"Imelda 有 3 个孩子，Kai 和他的哥哥 Luke 及妹妹 Katrina 很不一样。他总是精力旺盛，而她却疲惫不堪。他的情绪变化很大，很容易爆发，"像刚学会走路的孩子一样发脾气"。Imelda 告诉你的时候，Kai 正忙着把书从你的书架上拿下来。

询问病史应该包括哪些要点？写下至少 6 个

需要涵盖 2 个主要方面：本次问题的细节，以及母亲 / 家庭如何管理。

• 获取本次问题的完整病史以及问题开始的时间。Kai 这种行为是只发生在家里，还是只针对在一两个特定的人身上？

• 询问 Kai 的既往史，包括出生和生长发育的情况。

• 询问可能的触发因素：新生儿、搬家、家长伴侣更迭、家庭危机或疾病、学校欺凌。

• 他的注意力怎么样？许多年幼的孩子很难坚持"完成任务"。如果一个孩子可以在某处（家或者学校）集中注意力，而在其他地方无法集中，这不是注意缺陷多动障碍（attention deficit hyperactivity disorder，ADHD）。

• 询问其他症状，如睡眠情况、饮食情况、如厕情况。你可以期望一个 5 岁的孩子在白天保持干净，但是 20% 的孩子仍然尿床，这会给父母和孩子带来巨大的挫败感。

• 谁在家里带孩子？不要对 Imelda 做任何假设，很多有 3 个孩子的母亲都出去工作。

• 母亲如何照顾 Kai？有其他人参与么？他们是否支持她？你在寻找照顾 Kai 的成年人之间的冲突或矛盾，以及任何对 Kai 的潜在暴力。家庭中是否有人有健康问题（如抑郁症），酗酒或吸毒？▶ 千万不要遗漏虐待儿童的可能性。

Imelda 告诉你照护 Kai 很艰难，因为 Kai 一直是那种难以控制的孩子。他进食没问题，但"从来没有睡过整觉"。Kai 的注意力不集中。他最近刚开始上学，在学校里他爱捣蛋，偶尔会攻击同学。Imelda 的现任男朋友（不是 Kai 的父亲）也很难管教他，他有时饮酒过多，但"他是个好人，绝不会动孩子一根毫毛"，他是个机械师，不吸毒。但 Kai 的生身父亲"吸了很多可卡因"。他们已不再联系了。Imelda 对自己在怀 Kai 期间服用过几次可卡因感到内疚，但妊娠和分娩过程都是正常的。

自从 2 年前他们的孩子出生后，男朋友搬了进来，生活就再也没有什么变化。Imelda 是一位家庭主妇，她努力提供正常的家庭生活，但没有得到父母的任何支持。他们就住在附近，当她 17 岁和一个男人交往并第一次怀孕时，他们被吓了一跳，从此以后他们就不再和她联系了。Imelda 没有完成高中学业就辍学了。

当她告诉你这些的时候，Kai 正忙着拆掉你检查床上的卷纸，并无视了他母亲阻止的警告。当你叫他停下来的时候，他会停下来，然后你设法进行一次简短的交流。他嬉皮笑脸地回答你的问题并且双眼滴溜溜打转：他叫 Kai，5 岁了，喜欢足球。

注意缺陷多动障碍（ADHD）

ADHD 没有诊断测试，所以病史至关重要。明确父母的意思，以及他们是否对孩子应该如何表现才能符合该年龄段对他们的期望。

患有 ADHD 的儿童可表现出以下 2 点。

• 多动症和冲动行为。

• 注意力不集中。

无须同时具有这两个特征。注意力不集中 [注意缺陷障碍（attention deficit disorder，ADD）] 的儿童往往在后续诊疗中被诊断出来，因为症状不那么明显。这些特征必须出现在不止一个情景场所下（如家庭和学校），并且与孩子的年龄不符。

过度活跃 / 冲动行为

• 坐立不安。

• 无法静坐。

• 无法遵守排队秩序。

• 不假思索地做事。

• 不当行为。

- 滔滔不绝。
- 睡眠不足。

注意力不集中通常意味着什么

- 关注时间短，即使是享受愉快的事情。
- 容易分心。
- 不等完成任务即离开。
- 丢失或遗忘事物。
- 显得杂乱无章。
- 无法遵守指示。
- 在课堂和家庭中难以控制。

结果，孩子可能会感到沮丧，情绪波动，攻击性爆发，甚至自卑和抑郁。

多动症通常在 6 岁之前就很明显，一直持续到青春期甚至成年。到 25 岁，大约 15% 童年确诊的人仍然有症状。

ADHD 可以与其他问题共存。

应由上级诊疗专家进行诊断。

管理

- 建议父母 / 护理者遵循以下行为，例如建立界限、始终如一，在不放纵孩子的情况下表现出爱。
- 有条理的日常生活。
- 可能的药物治疗（如哌醋甲酯、阿托莫西汀），尤其是对注意力不集中的治疗——需在专科治疗中确定。
- 互助支持小组，如 ADDISS 和 CHADD。

孤独症和孤独症谱系障碍

孤独症谱系障碍（autistic spectrum disorder，ASD）是指普遍性发展障碍（pervasive developmental disorder，PDD）的总称下的一组障碍。他们的共同特点是社会交往和沟通混乱。

这一术语包括孤独症、阿斯伯格综合征（智力正常，无明显语言延迟）、未另行规定的普遍性发育障碍（pervasive developmental disorder not otherwise specified，PDD-NOS）和儿童分裂症。根据用于诊断的标准，这些因素共同影响大约 1% 或更多的人群。

患者智力的范围从严重的学习障碍到正常甚至更高级的智力。语言技能从无声到出色的语言。

孤独症有 3 个特点。

• 社会交往受损：儿童在人群中冷漠、不受尊重，或社交笨拙，很难开始与人交往。

• 沟通障碍：言语语调可能不正常，儿童也难以进行非言语交流。

• 受损的社会想象：难以假装玩游戏，甚至无法欣赏他人有不同的观点。

此外，还可能存在以下情况。

• 重复或刻板的行为：整理物品，拍打手臂，收集物品，强迫性地学习一系列狭窄的事实。

• 缺乏共同关注行为：通常是幼儿向别人指出事情，观察他们的目光，看看他们在看什么，但孤独症患者可能不会。

• 多动症、缺乏合作和行为困难：诊断可能很困难。没有良好的筛选测试，但任何"红旗征"都应全面评估。

▶ 12 月龄内没有胡言乱语。

▶ 12 月龄内不打手势（指、挥、说再见），12 月龄内不回复自己的名字。

▶ 16 月龄前没有单音字。

▶ 24 月龄内没有自发的两词短语，更喜欢单独玩。

▶ 对物体不寻常的依恋（通常但不总是玩具）。

▶ 任何年龄段的语言或社交能力丧失。

无论 Kai 的行为是什么原因导致的，很明显，母亲压力很大，需要支持。

现在还有什么其他问题可以问吗

• 家族史。孤独症和多动症都可以在家庭中传播，但对于多动症，有一个有用的线索，如果其中一名患者（通常是父亲）和一个孩子完全一样，问问 Imelda 和她的兄弟姐妹以及 Kai 的父亲。

• 你也可以问 Imelda 她认为问题是什么。大多数父母都有预感。它可能是对的，也可能是错的，但它会引出一些有价值的想法、关注点和期望，因为它可以帮助你找到一条双方都满意的前进道路。

Imelda 问你，问题是否出在 MMR 疫苗，或者他吃的东西，或者她妊娠时的可卡因。

你告诉她什么

你还没有做出诊断，但你可以相当肯定的是，MMR 和食物在这里都是没有影响的，所以在这一点上让她放心。可卡因在妊娠期间吸收更快，可能会产生一些副作用，但没有证据表明使用 1 种或 2 种药物会导致长期问题。

孕期可卡因

药物使用往往与其他危险因素密切相关，因此很难对其影响做出准确的判断。证据表明，妊娠期间使用可卡因会对胎儿产生不良影响，包括以下几点。

- 流产。
- 胎盘早剥。
- 早产。
- 死胎。
- 子宫发育不良。
- 中枢神经系统发育异常。
- 新生儿戒断症状。
- 睡眠不良。
- 喂养不良。

儿童成长不良和学习困难也是潜在的风险。

与非妊娠妇女一样，可卡因能加快脉搏和升高血压，并引起心律失常。

你现在应该做什么

- 寻求儿科意见是正确的。你可以把 Kai 推荐给社区儿科医师或医院的专家。或者，你可以在近几周内观察 Kai，并尝试进行更全面的评估，但这帮助不大。
- 这里需要社会工作者参与。一些社会工作者也有多动症家庭的专业知识。
- 你可以与健康访视人员谈论家庭的总体需求。健康访视人员最近可能见过 Kai 和哥哥妹妹。
- 你应该安排复诊 Kai 和他的母亲。有困难的家庭可以通过这个系统改善状况，而且通常是全科医师提供这种连续性帮助。

参考资料

[1] CKS/NICE Attention deficit hyperactivity disorder.
http://cks.nice.org.uk/attention-deficit-hyperactivity-disorder.

[2] CKS/NICE Autism in children.
http://cks.nice.org.uk/autism-in-children.

[3] National Autistic Society.
www.autism.org.uk/.

[4] Cressman AM, Natekar A, Kim E, Koren G, Bozzo P. Cocaine abuse during pregnancy. J Obstet Gynaecol Can 2014; 36(7): 628–631.
www.jogc.ca/abstracts/full/201407_DrugsinPregnancy_1.pdf.

[5] Southampton University Hospitals NHS Trust patient information sheet: Cocaine and Pregnancy.
www.uhs.nhs.uk/Media/Controlleddocuments/.
Patientinformation/Pregnancyandbirth/.
Cocaineandpregnancy-patientinformation.pdf.

我的肩膀有点问题
I've got a problem with my shoulder

家访

Mavis Baker，81 岁

丧偶

既往史：双侧髋关节和膝关节骨关节炎（osteoarthritis，OA）。5 年前做左膝置换手术，2 年前做右膝置换手术

药物史：无

足不出户；与照顾她的女儿 June 住在一间平房里

　　因为 Baker 夫人过去 2 周一直感觉肩膀疼痛，所以要求医师上门探访。她一开始以为是自己拉伤了肌肉，但是由于没有好转，她又怀疑是关节炎发作。你把她列为家访名单，她告诉你她女儿 June 去上班了，她一个人在家，并且告诉你开门需要一点时间，让你耐心等待。

　　你到了，按了门铃，可以听到 Baker 夫人缓慢地走向前门。她一手打开门，另一手握住她的助行器，你们一起来到客厅就坐。

什么时候开始你的诊疗

　　在诊疗正式开始前，你有机会先搜集一些有用的信息。想想你对 Baker 夫人的了解，她行动不便，使用助行器，那她肩膀必须拥有一定力量，这非常重要，她家中的一些情况也会给你一些有用的信息。当你和患者沿着过道行走的时候，也要寻找可能给你更多信息的线索。

　　你坐在 Baker 夫人家整洁的客厅里。房间里到处都是全家福。她沏了一壶茶并摆上一盘饼干来招待你。她有些不舒服似地叹了口气，感谢你过来看她。

你应该如何开始诊疗

　　你的诊疗可以从一些开放性的问题开始，比如："告诉我你的问题。"或者"我能帮你什么，Baker 夫人？"然后，你可以进一步用封闭式的问题来厘清这一点。她可能对你需要知道什么有非常好的启发。

你需要问哪些具体的问题

你应该知道以下情况。

• 关于疼痛本身的详情，比如引发疼痛的诱因（如果有的话）、疼痛的持续时间和严重程度。

• 这种疼痛如何影响她的生活，比如她的行动能力和做事能力。

• 她是否服用了止痛药。

Baker 夫人告诉你，疼痛是从她伸手从碗柜里拿东西开始的，当她经常用手臂做事，或者不得不用助行器走很长一段距离的时候，她的疼痛会加重。她告诉你她穿衣服也很困难。她还没有试过任何止痛的方法。

你的鉴别诊断是什么，列出至少 3 种可能性

• 机械损伤（包括肌肉劳损）。

• 肩膀冻僵。

• 肩关节炎。

• 肌腱炎。

体格检查

你要求检查 Baker 夫人的肩膀，她就脱下了套衫。此时，你注意到她的右臂到肩关节都有明显的瘀伤。透过衣服间隙，你也可以发现她背部有大面积的瘀伤。她看到你注意到这一点就哭了起来。

你现在有什么想法

Baker 夫人没有提到任何摔倒史。她的瘀伤令人担忧，需要进一步探讨。

你该如何继续

你应该温柔而同情地继续沟通。如果 Baker 夫人觉得她可以信任你并且在聆听她要说什么，就有希望告诉你更多。给她说话的时间和空间。

Baker 夫人忍着眼泪和你道歉。你柔声问她关于瘀伤的事，她告诉你，这是几周前她洗澡时发生的。她女儿一开始在帮她，但她们后来争吵起来。June 很沮丧，把 Baker 夫人推开导致 Baker 夫人摔倒了，胳膊和后背撞到了浴缸和水槽上。

Baker 夫人接着说，June 现在工作压力很大，所以不太高兴，她担心护理母亲会给她带来损失。她以前从来没有推倒过她，但她经常对她妈妈喊"小气"。

这让 Baker 夫人很不安，她又开始哭了。她还说，当 June 真的厌烦她时，她就不给她吃晚饭。

你对现在发生的事有什么看法

你应该担心 Baker 夫人现在受到虐待。有一段身体被虐待的历史，有一段可能被忽略的精神虐待。

虐待老人的类型

虐待老人被定义为对易受伤害的成年人的明知、故意或疏忽行为。

- 身体虐待。
- 情感虐待。
- 高龄者财务滥用 / 剥削性虐待。
- 性虐待。
- 忽视或遗弃。
- 福利机构虐待。
- 歧视性虐待。

你还应该探索哪些领域

或许值得我们仔细研究上述各个领域，并查明是否还有其他身体虐待事件发生。Baker 夫人告诉你就这些。她担心如果 June 发现她在谈论这件事会很生气。

你应该联系谁寻求更多建议

这将是一个很好的案例，可以与当地社会服务机构的成人保护团队进行讨论。

你告诉 Baker 夫人你想让这个团队参与进来，她同意了。你把 Baker 夫人的详细情况告诉他们，他们同意当天下午晚些时候去拜访和评估。成人安全保卫小组将评估 Baker 夫人的风险水平，并与她合作，确保她安全。这个讨论很可能会涉及其他家庭成员，作为她的家庭医师，你可能会参与其中（例如撰写报告、参加病例会议）。保持与 Baker 夫人的信任关系将是这一点的基础。

最后，不要忘了谈谈止痛。Baker 夫人会从尝试一些简单的镇痛方法中获益，比如首先使用扑热息痛。

[1] Age UK: Advice on elder abuse.
http://www.ageuk.org.uk/health-wellbeing/relationships-and-family/protecting-yourself/what-is-elder-abuse/.

9 我简直不敢相信我的体重增加了那么多
I can't believe how much weight I've put on

Yvonne Green，39 岁

行政人员

既往史：终止妊娠（termination of pregancy，TOP）；24 岁时诊断有抑郁症

用药史：无

Green 女士很担心，因为她的体重在近 1 年内增加了近 10 kg。她说她身高 5 英尺 6 英寸（约 1.68 m），现在体重 84 kg。目前在一家汽车租赁公司做行政工作。她的既往史包括 18 岁时流产和 24 岁时抑郁症发作。她还没有孩子。

她什么都试过了，包括减肥降脂药和一种特殊的草药茶。现在她说："医生，你一定要帮助我。"

什么是超重或肥胖

WHO 定义成年人的正常 BMI 范围在 18.5~24.9 kg/m^2。

- 超重：BMI ≥ 25 kg/m^2 是超重。
- 肥胖：BMI ≥ 30 kg/m^2 是肥胖。

随着极端肥胖的增加，现在有了更多的分类。

- 超级肥胖：BMI ≥ 50 kg/m^2。
- 极度肥胖：BMI ≥ 60 kg/m^2。

注意：对于肌肉发达的人来说，BMI 可能误导性升高。

你最先的想法是什么

你怀疑她吃得太多，运动量太少，但是在相对较短的时间内增加 10 kg 是不大常见的情况，所以重要的是要排除引起她体重增加的病理性因素，尤其是常见的可治疗疾病，如多囊卵巢综合征（polycystic ovary syndrome，PCOS）和甲状腺功能减退症。

你能问些有用的问题吗？写下至少 5 个

- "生活顺心吗"这是一个谈论抑郁症和其他事情很好的开始，不过考虑到

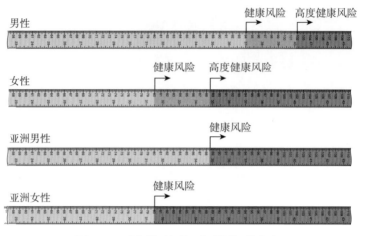

男性

女性

亚洲男性

亚洲女性

图 2.9.1 腰围与健康：众所周知的内容

引起超重 / 体重增加的原因

常见原因

- 吃得太多 / 锻炼太少。
- 情绪低落。
- 饮食失调。
- 2 型糖尿病。
- 甲状腺功能减退症。
- 妊娠。
- 多囊卵巢综合征。
- 更年期。
- 药物，包括类固醇、抗精神病药、抗抑郁药（尤其是三环类药物）、降压药（特别是倍他乐克）、避孕药。他汀类药物也可能与体重增加有关，因为服用这些药物的人会变得对脂肪不那么敏感，从而摄入更多的卡路里。

罕见原因

- 肾病综合征或肝病引起的体液潴留。
- 库欣病。
- 肢端肥大症。
- 额叶脑瘤（引起食欲亢进）。
- 良性颅内高压。
- 脑炎后体重增加。

她过去的经历，你可以问得更直接一些。

• "平常锻炼吗？"她的工作是久坐不动的，所以要确定她在工作之外的活动情况。

• "你上次来例假是什么时候？"这是跟多囊卵巢综合征和更年期有关的关键问题。妊娠的可能性较小，因为体重增加已经发生 12 个月以上。

• 确定是否有肥胖症、糖尿病和甲状腺疾病的家族史。如果她不知道甲状腺是什么，很可能没有近亲患有甲状腺疾病。

• "你还有其他症状吗？"你可以提醒她注意皮肤的变化（库欣病、多囊卵巢综合征）、体毛（多囊卵巢综合征）、面部特征（甲状腺疾病、库欣病）。一提到头痛很难算作典型症状（颅内高压），很多人都患有头痛。

她没有其他症状。她的月经一向不规律。她回忆不起她的末次月经，不过应该是在过去的 2 个月里。她没有服用避孕药或其他药物。她不怎么活动，最近唯一的变化是她搬进了一套有电梯的公寓。

她家里没有特别胖的人，也没有糖尿病家族史。有一个阿姨患有甲状腺疾病。她母亲去世太早了，对于她的病史不了解。

你给她做过查体吗？如果查体的话，你需要注意什么

• 注意她的一般行为和情感（抑郁）以及她的外表（库欣病、甲状腺功能减退症、多毛症）。

• 通过体重和腰围监测她的体重发展进程。

• 检查她的血压。

• 你可能想检查她的颈部（自身免疫性甲状腺炎）。

• 检查尿液中葡萄糖和蛋白质的含量，或许还可以做妊娠试验。

你还可以做更多的检查，包括检查妊娠纹和与库欣病有关的其他特征。但是，检查每一名超重的患者可能会占用大量的咨询时间，而且没有什么回报。

她的情感和面部表情正常，她的血压是 146/93 mmHg。她今天的体重是 85 kg，腰围 92 cm。可以计算出她的 BMI 是 30.1 kg/m^2。尿常规正常。

你现在有什么想法？写下至少 3 种可能性

• 多囊卵巢综合征。

• 2 型糖尿病。

• 甲状腺功能减退症。

> **甲状腺功能减退症**
>
> - 影响 2% 的女性和 0.1% 的男性。
> - 诊断：高 TSH 和低 FT_4，有或没有临床表现 / 症状。
> - 亚临床甲状腺功能减退症（约 8% 的女性，3% 的男性），通常没有症状，TSH 较高，T_4 正常，至少 3 个月后复查确认。
> - 甲状腺功能减退症的特征可能需要数年才能显现，而且诊断往往较晚。
> - 更多资料可查询 CKS/NICE（详见参考资料）。

- 提前绝经也是可能的病因。这通常是家族遗传性的。

你考虑进行哪些检查

- 空腹测血脂。
- 肝功能测试。
- 甲状腺功能测试。
- 空腹血糖和血红蛋白 A1c（糖化血红蛋白）。
- 黄体生成素、卵泡刺激素和睾酮水平。

你还需要为这名患者做些什么

- 预约复诊检查血压，并讨论她的血液测试结果。
- 警告她，所谓的减肥疗法是浪费钱，有些可能是有害的。

当下周她来复诊的时候，她的血压是 146/82 mmHg，她的检查报告也出来了（表 2.9.1）。

她的诊断是什么

她有甲状腺功能减退症。

你现在想怎么做

开具左旋甲状腺素。基于她很年轻也没有其他方面的疾病，药物起始剂量可以从每天 50 μg 或者甚至是 100 μg 开始，但是，在老年患者和缺血性心脏病患者中，应从小剂量开始，例如每天 12.5~25 μg。

5 天内可以看到临床效果，4~6 周后趋于稳定，这时候复查甲状腺功能。注

表 2.9.1　Green 女士的血液化验结果

项目	数值	参考范围
总胆固醇	5.0 mmol/L	≤ 5.0 mmol/L
低密度脂蛋白	2.9 mmol/L	≤ 3.0 mmol/L
高密度脂蛋白	2.0 mmol/L	>1 mmol/L
甘油三酯	0.8 mmol/L	<1.7 mmol/L
谷丙转氨酶	10 U/L	5~45 U/L
谷酰转肽酶	34 U/L	<65 U/L
总胆红素	1.3 μmol/L	1~10 μmol/L
促甲状腺激素	13 mU/L	0.4~4.5 mU/L
游离甲状腺素（FT$_4$）	1.8 pmol/L	3.5~7.8 pmol/L
总三碘甲状腺氨酸（T$_3$）	1.4 nmol/L	1.2~2.6 nmol/L
空腹血糖	4.6 mmol/L	<6.1 mmol/L 葡萄糖耐量降低　6.1~6.9 mmol/L； 糖尿病 ≥ 7.0 mmol/L
糖化血红蛋白	31 mmol/mol	非糖尿病 20~41 mmol/mol
黄体生成素	9 U/L	0.5~14.5 U/L 卵泡期和黄体期 16~84 U/L 排卵期 17~75 U/L 绝经后期
卵泡刺激素	10 U/L	1~11 U/L 卵泡期和黄体期 6~26 U/L 排卵期 30~118 U/L 绝经后期
睾酮	0.9 nmol/L	<1.8 nmol/L 成年女性

意 TSH 可能需要几个月才能恢复正常。如果需要，应每 6~8 周改变左旋甲状腺素的剂量，直到 TSH 达到目标范围。

如果她打算怀孕，你可能需要更积极地对待她。

你能向她保证，当她的甲状腺症状得到控制时，体重就会减轻吗

不。她还应该减肥，仅仅服用甲状腺素片可能达不到她的目标体重。考虑运动和饮食疗法。

参考资料

[1] NICE guideline CG43 Obesity: guidance on the prevention, identification, assessment and management of overweight and obesity in adults in children.
http://www.nice.org.uk/guidance/cg43/chapter/appendix-dexisting-guidance-on-diet-physical-activity-and-preventingobesity.

[2] CKS/NICE Hypothyroidism.
http://cks.nice.org.uk/hypothyroidism.

[3] NICE: PCOS – metformin in women not planning to conceive.
http://www.nice.org.uk/advice/esuom6.

[4] RCOG: Long-term consequences of PCOS.
https://www.rcog.org.uk/globalassets/documents/guidelines/gtg-33-pcos-2014.pdf.

10 我的肛门有问题
It's my back passage

Ron Johnson，63 岁

退休维修工程师

既往史：慢性阻塞性肺疾病（COPD），工伤

用药史：异丙托铵和沙丁胺醇吸入器

Ron Johnson 感觉肛门疼痛。他不确定有多长时间了，但当他脱下裤子查看时，有东西突出在肛门口，最近还会有一些血迹。他的既往病史包括事故后的 2 次腿部手术。还患有慢性阻塞性肺疾病，但他仍然吸烟。

肛门疼痛的原因

- 肛裂（通常只在排便时疼痛，但排便刺激后可能延续轻微疼痛）。
- 血栓性外痔（注意，简单的痔疮是无痛的）。
- 尖锐湿疣（通常无痛，但可有灼热感）。
- 疱疹。
- 其他影响直肠的性传播感染：衣原体、淋病、梅毒。
- 皮肤感染：酵母菌、真菌和细菌。
- 内瘘。
- 痉挛性肛部痛（被认为是由于肌肉痉挛导致疼痛，疼痛可以非常剧烈，通常很快缓解，男性和女性均会发生）。
- 肛提肌综合征（也被认为是由于肌肉痉挛所致，在女性中更为常见）。
- 皮肤问题：湿疹或牛皮癣。
- 尾骨痛。
- 直肠异物。
- 前列腺炎。

关于他的症状，你现在可能会问他什么问题？写下至少 4 个

- "你什么时候开始感觉疼痛？"通过询问一些常规问题（如 SOCRATES 问诊法），以发现更多信息，并确定是否伴有瘙痒。

·"是马桶里的血，还是草纸上的血，亦或是大便过程中一直在出血？"你需要慢慢地、清晰地提问，而且可能不止一次，因为这是一个复杂的问题。许多患者会给出前两个答案，却没有意识到有三个可能的答案。

·"你最近的大便情况有变化吗？"便秘会导致大便困难，是排便疼痛的常见原因之一，还有稀便也会。试着确定 Johnson 先生是否 ► 有排便习惯的变化，而这些信息就需要患者本身的关注才能获得。另外，了解他在上厕所时是否会习惯性紧张也很有用。

·"你尝试过哪些方法？"对于大多数病症来说，这是一个很好的问题，因为患者可能已经尝试过非处方药。偶尔，像这样一个开放性的问题会暴露出奇怪和有害的如厕习惯，比如使用工具帮助排泄，这当然会导致疼痛和出血。患者不愿意主动提供此类信息，他们需要先感到放松，所以最好在最后问这个问题。

Johnson 先生的疼痛没有放射到任何地方，似乎也没有什么能减轻它。经过短暂思考，他仍不确定血是哪里来的。他的紧张程度没有超过"正常水平"。然后，他开始讲述一个关于最近重新装修浴室的长篇故事，这似乎无关紧要。你终于确定他的肠子并没有真正病变。如果有，你需要询问以下几点。

·近期旅行史（肠胃炎）。

·► 体重减轻（癌）。

·任何有关肠道问题的家族病史（包括癌症和息肉）。

他确实去了药剂师那里买了一些药膏，比他预想得要贵，但一点用也没有。他的妻子告诉他不要再自己乱用药了，要去医师那里就诊并获得处方。她认为NHS 应该给予一些补偿，因为这次就诊你迟到了。

你检查过他吗

是的。肛门疼痛是许多不同疾病的症状，你不能从病史中判断出你的患者是哪一种。应该认真对待出血的症状，除外那些只有卫生纸沾有血迹的年轻患者。

直肠出血的原因

·痔疮。

·肛裂。

·肠胃炎。

·结直肠癌。

- 炎性肠病（如克罗恩病或溃疡性结肠炎）。
- 肛门癌。
- 性传播疾病。
- 肛肠的创伤。结肠息肉。
- 憩室疾病（任何出血通常都很快发生）。
- 结肠血管发育不良。
- 缺血性结肠炎。

出血位置越高，血液就越有可能通过肠蠕动混合其他物质，颜色也就越深。但是，急性上消化道出血会出现鲜红色的血便。出血位置较低通常会在卫生纸上看到鲜红色的血，有时大便带血。痔疮通常会引起大便带血。

检查时，你看到有个前哨痔，但是他的肛门明显痉挛，所以你放弃了直肠指诊。

你开什么处方

在英国国家处方集中有一系列处方局部麻醉制剂，如 proctosedyl。对于肛裂，你也可以开含有三硝酸甘油的直肠收缩药。你也可以建议他吃麸皮，或者尝试像卵叶车前果壳（fybogel）这样的膨胀剂来软化大便。

10 天后他回来复诊。他疼得更厉害了，有时坐着也疼。他想要药效更猛的处方，并跟你说了同样的要求，他有权获得免费处方。这次你又迟到了。

你现在需要做什么

再次检查他。他的主要症状是疼痛，疼痛没有缓解并且不再局限于排便时疼痛。

小贴士

外科医师常说，如果你不把手指放进去，那就把脚放进去。这句话在初级保健中仍然适用，时间短缺绝不应成为不合格检查的借口。

这一次你做直肠检查时，惊奇地发现在肛管的一侧有一个多型溃疡，检查时手指很容易触及。

还有其他需要检查的吗

• 你可以触诊他的肝脏，并检查腹股沟淋巴结，尽管腹股沟淋巴结肿大通常是误导性的（走路也会发生这种情况）。

• 你也可以找寻更多关于他性行为的信息，虽然患者并不觉得有这个必要。如果你确实这样去做，需要询问他是否和另一个男人发生过性关系，而不是问他是不是同性恋。

现在做什么

根据 2 周原则转诊他去肛肠科就诊。虽然肛门癌很少见，但仍需要被排除。你可以告诉他，他的直肠有溃疡，这可能是他疼痛的原因。你不知道他的病情有多严重，但这在一般情况下是无法处理的，所以你要在 2 周内把他转到专科医师那里去确认一下。

直肠出血：疑似癌症的 2 周等待转诊标准

• ► 年龄 ≥ 50 岁，有不明原因的直肠出血。

• ► 年龄 <50 岁，有直肠出血及下列症状之一：腹痛、排便习惯改变、消瘦、缺铁性贫血。

• ► 直肠出血和可触及的直肠肿块。

（改编自 NICE 指南 NG12）

后记：Johnson 先生被确诊患有肛门癌。外科医师通过信件告诉你她希望采取保留括约肌的肿瘤切除术。

肛门癌

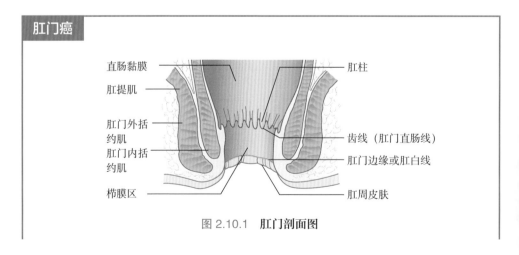

图 2.10.1　**肛门剖面图**

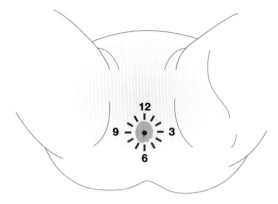

图 2.10.2　描述肛门病变位置

在英国，每年只有 1 000 人被诊断出患有此病。最常见的类型是鳞状细胞癌（80%）。其他类型包括基底细胞癌和腺癌。

症状

• 有时无症状。

• ▶ 直肠出血。

• 疼痛或瘙痒。

• 黏液排出。

• ▶ 因括约肌受累而失禁。

• 肛门周围溃疡或肿块。

危险因素

• 女性略多于男性。

• 人乳头状瘤病毒（HPV）感染。

• 肛门性交。

• 艾滋病病毒和其他免疫缺陷。

• 吸烟。

参考资料

[1] CKS/NICE guidance: Suspected cancer: recognition and referral.
http://www.nice.org.uk/guidance/conditions-and-diseases/cancer.
你也可以尝试阅读本部分第 41 个专题"我腹泻得很厉害"。

11 我又怀孕了

I am pregnant again

Hoda Ibrahim 女士，29 岁

家庭主妇

既往史：无

用药史：无

Hoda Ibrahim 女士来自索马里，她的妊娠试验呈阳性。她的另外三个孩子都出生在国外。她上一次妊娠和分娩"非常困难"，而且婴儿很小。此外没有其他有意义的病史。

你会问什么？列出三四个重要的问题

• "你上次月经是什么时候？"

• "你的亲属有妊娠相关疾病么？"你需要寻找先兆子痫或其他严重问题的病史。

• "你近期有服用药物吗？"也需要询问维生素或者草药服用情况。

• "你曾被刀割过吗？"这是关于女性生殖器切割 [女性割礼（female genital mutilation，FGM）] 的最好的直接问题，最好有个铺垫："我们知道在很多国家，

女性割礼

女性生殖器切割在非洲和中东广泛存在，是一种文化习俗，而非宗教信仰。在索马里，几乎所有女孩都经历女性生殖器切割。任何年龄都可以进行，并且会影响终身。

产科并发症

• 害怕妊娠和分娩。

• 分娩时阴道检查困难。

• 头皮电极和胎儿血液取样困难。

• 剖宫产。

• 外阴切开或撕裂。

• 瘘管。

• 产后出血。

女孩和妇女都会被割阴唇。"

Hoda Ibrahim 月经规律，末次月经是 7 月 23 日，现在她已经妊娠 10 周了，预产期是明年的 4 月 15 日。她 11 岁时被实施了割礼。她不想让你检查她那里，但同意你检查她的腹部、心脏和肺部，这些都是正常的。血压是 95/60 mmHg。她说上次妊娠时血压比较高，她姐姐也有高血压。

你需要检查她的会阴或者做一个阴道检查吗

不，应当在专科进行检查。你需要提供妊娠期间安全饮食的建议和开具处方（叶酸每天 400 μg，维生素 D 每天 400 U/10 μg）。

在这次诊疗中，你应涵盖哪些其他重要范畴

• 你可能已经从她的肢体语言中得到了一些线索，但要厘清她的感受。结婚并不意味着希望怀孕。避免诱导性的问题。提出些有用的问题，比如："你对怀孕感到高兴吗？"

• 她的家人对新生儿有什么看法？她的伴侣可能不那么高兴。家庭暴力在妊娠期间更为常见。

• 亲属住得近吗？她从家庭得到的任何支持都意味着社会照顾负担的减轻。

除了她的末次月经和体重指数之外，你在安排产前检查时应该提到哪两点

• 女性割礼。您可能不知道她受到的割礼是什么类型的，但是需要将其标记出来，以便她在分娩前得到完整的评估（图 2.11.1）。

• 她前一次妊娠可能有先兆子痫，她的姐姐也可能是。

你再一次看到 Hoda 已经妊娠 33 周，她感到手指剧烈刺痛。现在正处于两次产前检查间隙，她没有带来她的病历，但她说妊娠状况"很好"。产科医师建议硬膜外阻滞麻醉下阴道分娩。

你怀疑是腕管综合征引起的，告诉她会好起来的。你提前检查她原本安排在下周的血压和尿液。血压是 136/90 mmHg，她的尿液检查结果提示尿蛋白质 1+。

你现在应该做什么

（a）什么都不做。

（b）对她进行降压药物治疗。

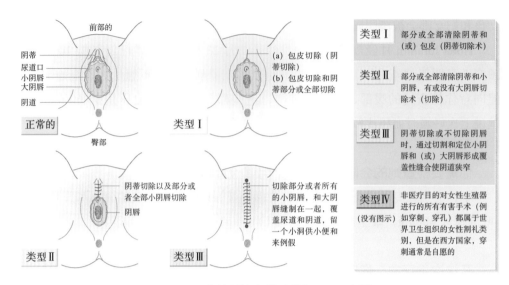

图 2.11.1 **女性割礼类型**（引自 WHO 分型）

（c）转诊至专科。

（c）是正确的选择。她的血压明显升高（舒张压在 90 mmHg 或更高），并有蛋白尿。她可能有先兆子痫，所以你今天应该把她转诊到产前诊所或日间评估室。

关键点
进行孕妇相关工作的医师都必须知道如何处理这种情况。在英国，这方面仍需进步，以避免孕妇、婴儿受到危害。

Hoda 不情愿地去了专科以控制她的血压。她下周又来复诊，她说她的孩子似乎动得少了。血压测量是 133/86 mmHg，仍有 1+ 蛋白尿。

你现在应该怎么做
（a）告诉她明天或后天再来。
（b）告诉她这是正常的胎动减少，因为越接近分娩，子宫的空间越来越小。
（c）再次转诊她去专科。

Hoda 的血压较前稍低，但她有蛋白尿和症状，所以应选择（c）。按照指南，今天把她转回专科。胎动减少是胎儿受伤害的征兆之一。

2 个月后，你看到 Hoda 带着一个健康的女婴。

小贴士

仔细聆听那些告诉你胎动减少的孕妇的话。也要记住先兆子痫并不总是意味着血压升高,可能只有蛋白尿。

表 2.11.1　处理妊娠 20 周后新发高血压和(或)蛋白尿(引自先兆子痫社区指南,PRECOG)

描述	定义	助产士/全科医师的处理方案
妊娠 20 周后新发高血压,无蛋白尿	舒张压 ≥ 90 mmHg 和 <100 mmHg	48 小时内评估是否转诊专科
	舒张压 ≥ 90 mmHg 和 <100 mmHg 伴有明显的症状 *	当天评估是否转诊专科
	收缩压 ≥ 160 mmHg	当天评估是否转诊专科
	舒张压 ≥ 100 mmHg	当天评估是否转诊专科
妊娠 20 周后新发高血压合并蛋白尿	舒张压 ≥ 90 mmHg 伴新发蛋白尿 ≥ 1+	当天评估是否转诊专科
	舒张压 ≥ 110 mmHg 伴新发蛋白尿 ≥ 1+	立即住院
	收缩压 ≥ 170 mmHg 伴新发蛋白尿 ≥ 1+	立即住院
	舒张压 ≥ 90 mmHg 伴新发蛋白尿 ≥ 1+ 并有明显的症状 *	立即住院
新发高血压,妊娠 20 周后无高血压	试纸上尿蛋白 1+	在社区 1 周内重复先兆子痫评估
	试纸上尿蛋白 2+ 或更多	48 小时内评估是否转诊专科
	试纸上尿蛋白 ≥ 1+ 并有明显的症状 *	当天评估是否转诊专科
有母体症状或胎儿体征、无新发高血压或蛋白尿症状	头痛和(或)视觉障碍,舒张压 <90 mmHg,微量或无尿蛋白	遵循当地指南进行检查。提早下一次评估时间
	上腹部疼痛,舒张压 <90 mmHg,微量或无尿蛋白	当天评估是否转诊专科
	胎儿活动减少或者足月小样儿伴有舒张压 <90 mmHg,微量或无尿蛋白	遵循当地胎儿指南检查。考虑缩短评估间隔,避免先兆子痫

注:*上腹部疼痛,呕吐,头痛,视力障碍,胎动减少,小于胎龄儿。

你还能为她和她的家人做些什么呢

- 讨论避孕。
- 6 周后再次检查她的血压。

- 谈谈她的孩子受割礼的危险。根据 *FGM Act 2003*，割礼也是非法的。
- 鼓励她带孩子去做常规检查和计划免疫接种。

参考资料

[1] CKS/NICE Hypertension in pregnancy.
http://cks.nice.org.uk/hypertension-in-pregnancy.

[2] CKS/NICE Antenatal care – uncomplicated pregnancy.
http://cks.nice.org.uk/antenatal-care-uncomplicated-pregnancy.

[3] FGM in pregnancy.
https://www.rcog.org.uk/globalassets/documents/guidelines/greentop53femalegenitalmutilation.pdf.

[4] The FGM Act 2003.
http://www.legislation.gov.uk/ukpga/2003/31/contents.

我的宝宝肚子不舒服
My baby has an upset tummy

Shanti Patel，6 个月

既往史：无

用药史：无

6 个月大的 Shanti 从昨天下午开始就一直在呕吐，被她妈妈送到了诊室。询问病史了解到，3 天来她一直有腹泻，大便很稀，每天多达六七次，量多到会从尿布里漏出来。与往常相比，她似乎有点暴躁，喝的牛奶也少了。她是人工喂养的，所有的免疫疫苗都有及时接种。家里有一个哥哥。

这次诊疗的重点是什么？写下至少 3 个目标

• 确定这是像看上去那样的胃肠炎，还是其他疾病。腹泻和呕吐的症状可发生在患有其他疾病的幼儿中，如肠套叠和败血症（脓毒症）。

• 评估 Shanti 是否脱水。

• 控制症状。

• 如果是胃肠炎，要防止其传染他人。注意，食物中毒和痢疾（带血和黏液的腹泻）需要上报。

你询问更多症状相关信息，了解粪便中没有血，呕吐物中没有胆汁。Shanti 的母亲没注意到 Shanti 的尿布是否比平常干。

可与肠胃炎症状相似的疾病

• 当儿童受到其他感染时，如泌尿道感染、中耳炎、胸部感染、脑膜炎、败血症（脓毒症），可能有腹泻或呕吐。

• 其他腹部疾病也会引起类似的症状：如幽门狭窄、肠套叠、乳糜泻、胃食管反流。

• 年龄较大的孩子可能会便秘伴溢液。

• 糖尿病酮症酸中毒可引起腹泻与呕吐，这可能是儿童糖尿病的第一个表现。

你还应该提出哪些问题？写下 3~4 个

• Shanti 开始吃固体食物了吗？如果有，情况怎样？在英国，建议的断奶年龄是 6 个月，但许多父母断奶的时间要早得多。

• 是否曾与有类似症状的人接触？

• 有去国外旅行吗？这通常与胃肠炎有关，包括寄生虫感染，埃博拉出血热的症状也可始于腹泻。

• 妈妈给宝宝吃过什么药，采用过什么治疗措施？一些父母给孩子口服补液，还有些人则尝试碳酸饮料或其他治疗方法。这些提问可以更好地了解到最近有没有其他医师（或亲戚）给孩子使用抗生素，这些事父母可能不会透露。

Patel 太太说，宝宝的哥哥昨晚肚子疼，但现在已经好了。没有其他有关信息，也没有外出旅行史。Shanti 没有服用任何药物，但 Patel 太太从昨天开始稀释了 Shanti 的配方食品。她没有吃固体食物。

你可以检查一下 Shanti。

写下至少 3 个可能表明这不是胃肠炎的危险信号

► 高热（3 个月以上的儿童体温 ≥ 39 ℃，3 个月以下的婴儿体温 ≥ 38 ℃）。

► 囟门膨隆。

► 腹胀。

► 皮疹，特别是压不褪色的皮疹，表明这不是胃肠炎。

脱水的危险信号是什么？写下至少 6 个

► 意识改变（易激惹或嗜睡）。

► 毛细血管充盈时间增加（大于 3 秒）。

► 凹陷的眼睛。

► 凹陷的囟门。

► 心动过速（小于 12 个月心率 >160 次 / 分；12~24 个月心率 >150 次 / 分；2~5 岁心率 >140 次 / 分）。

► 呼吸急促（小于 6 个月呼吸频率 >60 次 / 分；6~12 个月呼吸频率 >50 次 / 分；大于 12 个月呼吸频率 >40 次 / 分）。

► 四肢冰冷。

► 皮肤苍白或斑驳。

Shanti 的体温是 37.6 ℃。她有点暴躁，但没有其他脱水迹象。她的心率是

140 次 / 分，腹部查体正常。她有尿布疹。总的来说，你感觉她病得不重，而且她的体型和发育阶段与她的年龄相仿。你怀疑是胃肠炎。

你需要大便标本吗

不。一般情况下，只有以下情况需要把粪便样本寄到实验室。

- 近期有旅行史。
- 腹泻持续 6 天以上。
- 你不能明确诊断。
- 肠胃炎暴发。
- 儿童免疫功能受损。

关键点

无论引起胃肠炎的原因是什么，临床上的优先顺序都是一样的：预防或治疗脱水。

Shanti 现在没有脱水，但下列孩子属于脱水高风险。

- 12 个月以下的婴儿，尤指 6 个月以下的婴儿。
- 24 小时内排便超过 5 次。
- 24 小时内呕吐 2 次以上。
- 无法保证补液量。
- 低出生体重或营养不良的婴儿。
- 患病期间断奶。

儿童胃肠炎

胃肠炎很常见。每年，约有 10% 的 5 岁以下的儿童会因此去看医师，还有更多的儿童在没有医师介入的情况下接受治疗。

病因可能是病毒、细菌或者寄生虫。

英国常见的微生物

- 轮状病毒（这是最常见的原因，但口服疫苗的引入可能会改变这一点）。
- 弯曲菌。
- 沙门菌。

- 志贺菌。
- 诺瓦克病毒。
- 大肠埃希菌。

血性腹泻最可能与弯曲杆菌和大肠埃希菌有关。

恶劣的卫生条件会增加患病风险。

母乳喂养提供了一些保护，因为它消除了通过喂养设备传播的风险，而且也传递来自母亲的抗体（母乳也含有淋巴细胞）。

大多数病例在没有发现病原体的情况下会逐渐好转。腹泻症状通常在 5~7 天减轻，大多数情况下在 14 天内停止。呕吐通常在 1~2 天减轻，大多数情况下在 3 天内停止。

肠胃炎的并发症

- 脱水。
- 溶血性尿毒症综合征（haemolytic-uraemic syndrom，HUS）。
- 乳糖酶从肠道中丢失，导致暂时性乳糖不耐受。

粪便的颜色并不总是重要的。如果一个孩子一般情况很好，绿色的大便也不要紧。婴儿的大便颜色多种多样，大多数都是正常的。需要注意的例外是以下几种。

- 红色（血便可能）。
- 黑色（另一种血便可能）。
- 灰白色（胆管阻塞可能）。

你现在给 Patel 太太什么建议？写下 4 条建议

- 继续喂食牛奶。

- 加入口服补液盐（不是果汁或软饮料）。Shanti 目前没有出现临床脱水，但她有风险。

- 换完尿布后，她应该用肥皂和水洗手，并将婴儿的东西，包括毛巾和玩具，与家人的分开。

- 第二天带宝宝复诊，如果出现嗜睡、皮肤湿冷或斑驳、尿量减少等脱水症状 / 体征，或者如果宝宝持续呕吐（这表明她没有通过嘴进食任何东西），则提前复查。值得花点时间向 Patel 太太解释该注意些什么。

儿童肠胃炎治疗

治疗方案主要是补充流失的液体。很少有必要去处理根本原因。

不要使用止泻剂。

适用于无脱水症状的胃肠炎

- 继续喂母乳或奶粉。

- 多饮水，但不要喝果汁或汽水。

- 对于脱水风险较高的患儿，应使用口服补液盐。

治疗脱水症状

- 一般使用口服补液盐，除非需要静脉治疗。

- 患儿补液量按照 50 ml/kg，少量多次给予，补液时间不少于 4 小时。

- 重新进行临床评估，以监测反应。

抗生素的适用范围

- 确认败血症（脓毒症）。

- 婴幼儿或者有免疫缺陷的患者感染沙门菌。

- 对艰难梭菌、贾第虫病、细菌性或阿米巴痢疾、霍乱感染，先咨询专科医师。

关键点

如果你考虑食物中毒，请记住这是一种必须报告的疾病。应填妥一份呈报疾病的表格，并送交公共卫生机构跟进。

应呈报疾病一览表

根据《2010 年卫生保护（通知）条例》，需向地方当局负责人员呈报的疾病。

- 急性脑炎。

- 急性传染性肝炎。

- 急性脑膜炎。

- 急性脊髓灰质炎。

- 炭疽。

- 肉毒杆菌中毒。

- 布氏菌病。

- 霍乱。
- 白喉。
- 肠热病（伤寒或副伤寒）。
- 食物中毒。
- 溶血性尿毒综合征（HUS）。
- 感染性血性腹泻。
- 侵袭性 A 组链球菌病。
- 军团病。
- 麻风病。
- 疟疾。
- 麻疹。
- 脑膜炎球菌性败血症。
- 腮腺炎。
- 鼠疫。
- 狂犬病。
- 风疹。
- 严重急性呼吸系统综合征（severe acute respiratory syndrome，SARS）。
- 猩红热。
- 天花。
- 破伤风。
- 肺结核。
- 斑疹伤寒。
- 病毒性出血热（viral haemorrhagic fever，VHF）。
- 百日咳。
- 黄热病。

传报这些疾病是法定责任。这个列表并非详尽无遗：您必须在"其他重大疾病"类别下报告可能对人类健康构成重大风险的其他疾病。

参考资料

[1] CKS/NICE Gastro-enteritis.
   http://cks.nice.org.uk/gastroenteritis.
[2] Notifiable diseases and causative organisms: how to report.
   https://www.gov.uk/notifiable-diseases-and-causative-organismshow-to-report.
   你也可以尝试阅读本部分第 41 个专题"我腹泻得很厉害"。

13 我的耳朵很疼
My ear really hurts

Comfort Akinsola，44 岁

全职妈妈

既往史：子宫肌瘤

用药史：无

Akinsola 太太一家都是诊所的签约居民。今天 Akinsola 太太预约了你的紧急门诊。你看到她在候诊室里表情僵硬地坐着，就把她请到你的诊室。

当你问她需要什么帮助时，她说："我的耳朵很疼，我很痛苦。"你询问她，希望她能提供更多关于疼痛的信息给你，她继续说："真的很痛苦。从昨天开始，晚上情况更糟糕。医生，怎样才能使情况好转呢？"

接下来你想问什么？至少写下 4 条

- "告诉我更多关于疼痛的信息。"
- "你还有其他症状吗，比如咳嗽或者感冒？"
- "发热吗？"这可能提示有感染。
- "你的听力怎么样？"中耳炎和外耳炎患者的听力可能受损，会导致耳道内杂物或分泌物的堆积。
- "耳朵有分泌物吗？"这可能是中耳炎或严重外耳炎导致鼓膜穿孔所致。
- "你能想到是什么引起的疼痛吗？"。

她告诉你她的症状是右耳一阵阵剧烈地抽痛。耳廓易触痛。没有其他症状，也没有发热。她感觉右耳的听力有点下降。目前还没有分泌物。她经常和她的孩子们一起去游泳，她记得 Joshua（她最小的孩子）这周早些时候在她的耳边泼了很多水。她想知道这是否会引起感染。她曾试着用棉签清除，但这并没有使情况好转。

最有可能的诊断是什么

目前，一切都指向外耳炎（更多信息见表 2.13.1）。

接下来的就诊过程你应该做什么

是时候检查患者了。你应该测量她的体温，用耳镜检查她的耳朵，也要检查健康的那只耳朵。你还应该通过检查她的喉咙、鼻子、颈部淋巴结和胸部来评估她是否有上呼吸道感染。

你给 Akinsola 太太做了检查。她的右耳触痛明显，右耳检查过程不顺利。当你给 Akinsola 太太做检查的时候，她退缩了好几次。你发现她的右耳道红肿，耳道里有少量的碎屑。她的鼓膜没有受到影响。左耳检查正常。两肺呼吸音清，颈部淋巴结无肿大，咽喉正常，体温 36.1 ℃。

诊断是什么

Akinsola 太太有外耳炎（表 2.13.1）。

表 2.13.1　**急性耳痛：外耳炎与感染性中耳炎**

表现	临床表现，原因
外耳炎：耳道感染	耳廓 / 耳屏触痛
	检查时耳道肿胀、发红、触痛或渗出
	通常由外部生物引起
	在耳道内繁殖，如来自水中（游泳、冲洗）或来自脏手指、棉签上
感染性中耳炎：中耳感染	耳朵里疼痛
	鼓膜穿孔时渗出
	检查时鼓膜发红
	通常在病毒性上呼吸道感染之后发生

可能的原因是什么

很可能是 Joshua 溅到她耳朵里的水导致的。应该积极地劝阻使用棉签掏耳朵里面，因为这可能会让事情变得更糟。有时可能原因不明确。

你如何解释这个诊断

你应该使用简单的术语给 Akinsola 太太进行解释，比如："你的耳道感染了。耳道是连接外耳和内耳的通道。可能是溅到耳朵里的水引起了感染，而使用棉签可能会加重这种情况。"

你的处理计划和建议应该是怎么样的？提 3 个建议

• 局部抗生素滴液，例如 sofradex 滴耳液（地塞米松间磺基苯酸钠 / 硫酸新霉素 / 短杆菌肽）。

• 尽量保持耳朵干燥。

• 停止使用棉签。

外耳炎的病因

感染

• 细菌（90%）。

• 真菌（10%）（通常经过长期抗生素治疗后发生）。

• 带状疱疹 [拉姆齐·亨特（Ramsay Hunt）综合征]。

皮肤问题

• 湿疹。

• 脂溢性皮炎。

• 银屑病。

• 痤疮。

刺激物

• 棉签。

• 污水（游泳时进入的）。

• 助听器或耳塞。

• 异物。

• 发胶、染发剂。

如果治疗失败，你会怎么做？提供 2 个建议

• 用棉签擦拭耳道，并进行培养和敏感试验。虽然大多数病例是细菌感染，但也有一些是真菌感染。

• 可使用微型抽吸器。这将有助于清理碎屑，加速恢复。

14 我担心我的酗酒问题
I'm worried about my drinking

Mary McKay，35 岁

失业

既往史：胃酸过多性消化不良

用药史：奥美拉唑每天 10 mg

McKay 女士刚刚在你的诊室登记签约。你今天是第一次见到她。你把她从候诊室请进来，她带着忧伤的神情慢慢地坐了下来。你问她你今天能为她做些什么，她说："医生，我很担心我的酗酒问题。"

你现在该怎么办

McKay 女士需要诉说的空间。如果你在最初的"黄金时刻"打断，你可能会错过一些重要的信息。

你同情地点点头，McKay 女士继续讲述她的故事。"我一直是个酒鬼。我十几岁开始就喜欢喝酒。以前我周末的大部分时间都和女孩子们一起去喝酒、谈笑风生。这种情况在几年前我失业之后就变了。喝酒使我在某种程度上保持清醒。然后我开始每天喝酒，这不是为了好玩。很久以前就不好玩了。从中午到晚上11 点，每天都要喝酒。我从超市买了几瓶便宜的葡萄酒，每天喝上几瓶。这是我能付得起的全部费用。我知道我应该停下来，我很害怕。我不知道如果我继续下去会发生什么。但我知道我需要阻止这件事。我不能再这样喝下去了。"

你还想问些什么？至少列出 3 个问题

• 为什么是现在？是什么让她想要戒酒？

• 她以前试过戒酒吗？

• 如果她真的戒酒了怎么办？会不会有身体不适？

• 是什么支持着她？

• 她抑郁吗？

• 她有自残的想法吗？

McKay 女士描述了她确实认识到不能再继续酗酒。她认为自己最近才意识到这一点，她因为在就业中心找工作所以整天无法喝酒，结果她竟然出现了颤抖的情况。她回到家边颤抖边哭着砸开了一瓶酒，颤抖就消失了。大约 1 年前，她试着戒酒，几周后在她和前伴侣发生了争吵后又开始喝酒。她和她妈妈关系很好，她妈妈知道她酗酒的问题。McKay 女士的妈妈也有酗酒的困扰，并且大约10 年前就开始戒酒了。从那以后，她再也没有喝过一滴，并建议女儿去看全科医师以寻求帮助。她说她确实哭了，并描述了喝酒如何"放大她的情绪"。她觉得自己被生活困住了，如果她继续这样喝酒，她的生活将永远不会改变。她没有自残的想法。

她在变化的周期中处于什么位置（图 2.14.1）

MCKay 女士来找你是因为她需要帮助。因此，她已从构想期走向准备期。

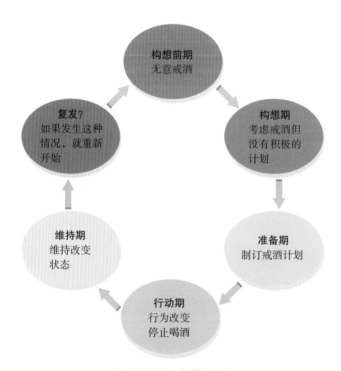

图 2.14.1　**变化周期**

改编自 Prochaska J and DiClemente C. J Consulting & Clinical Psychology 1983; 5: 390–339.

McKay 女士应该完全彻底地停止饮酒吗

戒断症状的研究历史表明，她会从戒断过程中受益而不是完全彻底停止饮酒。如果她突然滴酒不沾，可能会有癫痫发作的危险。

小贴士

当我们遇到各类成瘾患者时，经常可以用到这种变化周期。它可以作为一个指南，指导人们如何在这个周期的不同阶段恰当地激励人们。在准备期和在构想期采用的方法可能是截然不同的，在准备期你可能会鼓励患者去想象某个变化可能带来的潜在改善。

应该向 McKay 女士提供什么

• McKay 女士应该接受戒酒治疗。你应该有机会接触一个戒酒相关的工作人员（很可能是通过你当地的戒毒、戒酒小组），他们可以给她详细讲述社区或住院戒酒的特点。这是通过心理治疗、社会支持和医疗治疗（例如短疗程的苯二氮䓬类药物）相结合来实现的。

• 在此之后，她将从复发预防中受益。可以采取心理治疗或更大的支持团体的形式（如戒酒互助会）。

• 你应该每天给她 200 mg 硫胺素。

为了确保安全，你还应该给 McKay 女士提供什么建议

• 你应该确保她不开车。

• 她不应该突然停止喝酒。

McKay 女士非常渴望见到戒酒相关的工作人员，并尽快开始戒酒。她很感激你抽出时间听她的话。

参考资料

[1] CKS/NICE Alcohol – problem drinking.
http://cks.nice.org.uk/alcohol-problem-drinking.

15 她一直在哭
She cries all the time

Lily Gross，6 周

既往史：无

用药史：无

头一次做妈妈的 Naomi Gross 带着她的孩子 Lily 来见你，抱怨她几乎哭个不停。Lily 因为宫内窘迫而行剖宫产，但她出生后情况都很好，直到 3 周前一切都很好。Naomi 说不清楚她什么时候哭得更厉害，也许是在饭后，但是可以肯定是在晚上。她做了一切尝试：给她喂食，摇晃她，给她换尿布，给她水，给她一个娃娃，用褓褓裹紧她。似乎都没什么用。但是，你注意到 Lily 在诊室期间都没有哭。

Lily 是母乳喂养的。这种喂养方式需要一段时间建立，现在看上去还可以。Naomi 的丈夫 Peter 在晚上尽可能地帮忙照看婴儿，但是白天只有 Naomi 一个人照看。

你最初的想法是什么？写下至少 4 种可能性

• 正常的哭泣和父母不切实际的期望。有时候产后抑郁症和（或）夫妻关系问题使事情复杂化。

• 婴儿肠绞痛（详见框内内容）。

• 胃食管反流（详见框内内容）。

• 出牙（出生 6 周就出牙不太寻常，但也有一定可能性）。

• 急性疾病，例如中耳炎、绞窄性疝、肠套叠、脑膜炎。这些看上去都不太像，除非哭泣是最近或突然发生的，所以你需要检查婴儿来排除这些疾病。

• 免疫接种后（婴儿通常脾气暴躁，但 Lily 还没有接种第一次疫苗）。

你很清楚哭泣有多糟糕，以及它对 Naomi 的影响。你还想问些什么问题

• 是否有其他症状，如腹泻或呕吐，或者喂养方面的问题？排除下列严重症状。

婴儿胃食管反流

这是指胃内容物回流到食管，这也许可能与呕吐和喂食过多有关。这种情况通常在婴儿 1~4 月龄时达到高峰，并在 1 周岁后不久随着食管括约肌的发育而消退。

大约 40% 的婴儿有胃食管反流，但在少数婴儿中会有以下症状。

- 哭泣，尤其是在喂食时。
- 拒绝进食。
- 弓起身子远离乳房或奶瓶的动作。
- 夜间咳嗽。
- 发育不良。

处理

- 喂奶时竖直抱婴儿。
- 增稠食物（如果人工喂养）。
- 含藻酸盐制剂（如 Gaviscon 防吐奶反胃冲剂）。
- H_2 受体阻滞剂（由专科医师处方）。
- 质子泵受体抑制剂，例如奥美拉唑（由专科医师处方）。

▶ 频繁的剧烈呕吐（喷射性）。

▶ 呕吐物胆汁色。

▶ 呕血。

▶ 便血。

- Lily 也会和其他成年人一起哭吗？
- 还有其他人可以帮忙吗，例如祖父母、朋友或邻居？
- 看看这是不是让母亲心情低落。你可以用"这一定很难应付"来开场。
- 试着了解 Naomi 的情况。有些因素会使养育孩子变得更加困难。在生孩子之前，她是一个有抱负的专业人士吗？怀孕是在计划内的吗？有其他困难吗——金钱，或者其他的？

Naomi 说没有其他症状，Lily 吃得很好。Lily 看到其他成年人会哭，但发生的次数并不多见。她自己的母亲住在很远的地方，周末会来探望她。Naomi 还不太了解邻居，因为他们刚搬过来。Naomi 问："为什么当你有了孩子，一切都变得如此艰难？"孩子的出生是计划之内的，这是 Naomi 梦寐以求的。丈夫 Peter 是个律师。她在广告业有一份好工作，但不确定自己是否想重返工作岗位。

当你检查 Lily 的时候，你的主要目的是什么

• 排除患重病的可能性，寻找线索。

▶ 发热。

▶ 腹胀或肿块。

▶ 嗜睡或易怒。

▶ 膨隆的囟门。

• 评估她的成长。▶ 需注意有无头围迅速增大。

• 评估她的发育情况（仍需进行常规 6 周婴儿检查）。

• 排除伤害（意外或非意外）。

肠绞痛

　　大约 30% 的婴儿有肠绞痛，但并不容易分辨出来。它可能是正常哭声的演变，可能是由于肠道发育不成熟。症状通常开始于婴儿 2 周左右的时候，并持续 3~4 个月，逐渐或突然地停下来。症状包括以下几点。

• 晚上哭闹（根据定义，每周至少 3 个晚上哭闹 3 小时以上，持续 3 周及以上）。

• 哭起来好像很痛苦。

• 会把腿抬起来。

• 可能有嘈杂的肠鸣音。

• 进食正常。

• 体重正常增加，没有疾病迹象。

• 哭泣间歇的时候看上去健康快乐。

处理

• 更加温柔地对待。

• 抗绞痛奶瓶（如果人工喂养）。

• 把婴儿抱在胸前（越过父母的手臂）。

• 在某些情况下，无乳制品饮食（如果是母乳喂养）。

• 非乳制品配方奶可能会有帮助（如果使用配方奶粉），但不建议在没有专科医师指导的情况下使用大豆配方奶粉。

检查时 Lily 很安静。除了她不会对你微笑之外，她的发育似乎很正常。她的头围和体重处于同龄人范围的 25%~50%，她的身高接近同龄人范围的 50%。

婴儿体温正常，双肺听诊清晰，腹部检查正常，没有疝气。她没有尿布疹，嘴里也没有鹅口疮。没有受伤的迹象。

你现在有什么想法

检查排除了一些严重的问题，并不是肠绞痛或胃食管反流。另一种主要的可能性是正常的哭泣。6 周大的婴儿并不总能"安定"下来，但他们很善于寻找蛛丝马迹。在经验不足的父母手中，婴儿很可能会哭得更多。Naomi 什么都试过了，这有时也是问题的一部分。照顾婴儿需要一致性。

该如何做

虽然这里不需要什么激动人心的操作，但你现在所做的会对家庭产生长期的影响。关键是帮助母亲，避免她灰心丧气。她可能没有经验，但她花在孩子身上的时间比任何人都多。总有一天，她会成为照顾自己孩子的专家。

• 让健康访视人员参与进来，他们是最适合教育和支持幼儿父母的专业人员。

• 安抚并支持父母。她压力很大，她的丈夫可能也是。一个"难相处"的婴儿（不管你怎么定义）都会增加产后抑郁和虐待儿童的风险。让她知道其他婴儿也会哭是件好事，但是要小心措辞。"你并不是唯一一个遇到这种情况的人"可能带来的暗示是，其他人比她能更好地应对哭泣的婴儿。

• 让她带着针对性的建议回家。她可以尝试竖抱着给婴儿喂奶，看看是否有帮助。她也可以联系慈善机构 Cry-Sis，该机构为那些有过度哭闹婴儿的人设立了帮助热线。

• 当婴儿不哭的时候进行检查。你还需要在一两周内检查她的社交能力。虽然你已经覆盖了一部分 6 周的检查，但婴儿并没有为你微笑。后续的就诊也会让你有机会进一步了解 Naomi 的情况以及她是否患有抑郁症。有关爱丁堡产后问卷，请参阅参考资料。

参考资料

[1] BNF for Children.

[2] CKS/NICE Depression – antenatal and postnatal.
     http://cks.nice.org.uk/depression-antenatal-and-postnatal.

[3] NICE Gastro-oesophageal reflux disease: recognition, diagnosis and management in children and young people.
     https://www.nice.org.uk/guidance/NG1.

[4] Cry-Sis (charity).
     www.cry-sis.org.uk/.

[5] Edinburgh Postnatal Questionnaire.
     http://www.fresno.ucsf.edu/pediatrics/downloads/edinburghscale.pdf.

16 我失眠，需要帮助
I need something to help me sleep

Sophie Henry，35 岁

自由记者

既往史：堕胎；莱姆病

用药史：口服避孕药

Sophie Henry 来看你，说她失眠，什么方法都试过了，还是睡不着，最后还说："医生，你一定要帮助我。"她看起来很累，还有点烦躁，她补充说道，睡眠不足影响了她的工作。

她是个自由职业者，为各种杂志做自由记者。她偶尔在办公室轮班，但平常主要是在家里写专题报道。上次她去看病时，医生说也许有什么可以试试。Sophie 的医疗记录可能是一位代班医师写的，很粗略。当你快速浏览她的病史时，她补充说："我非常清楚你可以开点安眠药给我，但你们医生不应再滥用药物了。"

你能理解 Sophie 的诉求，但这才刚刚是诊疗的初期，你就已经遭受到攻击性的言语了。你没有去表达对于助眠药物潜在危险的观点，而是明智地决定从头开始，采集完整的病史。

病史采集的 2 个主要方面是什么

目的是挖掘 Sophie 失眠的潜在原因，并查实她的症状是怎样影响她的生活的。同时试着与 Sophie 建立融洽的关系。她和代班医师并没有彼此信任，这很重要，如果你能与她建立联系，这将使诊疗更加有效。

小贴士

至少 30% 的人受失眠影响，是一种普遍的临床症状。其中高达 70% 的病例是有病因的，所以一定要尽量找到原因。

你有哪些重要问题需要询问？写下至少 7 个

"告诉我更多关于你睡眠不足的事情。"开放式的问题也许会让你获得更多信

失眠的原因

社会心理原因

• 丧亲之痛。

• 环境因素（如噪声、热）。

心理健康问题

抑郁，焦虑，精神疾病。

躯体性疾病

• 心血管疾病，如充血性心力衰竭。

• 呼吸系统疾病，如哮喘、慢性阻塞性肺疾病。

• 丧失日间活动模式，例如痴呆症、帕金森症、头部受伤。

• 甲状腺功能亢进。

• 肌肉骨骼疾病，如背痛、关节炎、不宁腿综合征、慢性疲劳综合征。

• 胃肠道疾病，如结肠炎、肠易激综合征、反流性食管炎。

• 泌尿系统疾病，如泌尿道感染、肾病综合征。

• 糖尿病和其他原因导致的多尿症状。

• 睡眠呼吸暂停和睡眠异态。

药物

• 泼尼松，倍他乐克，拟交感神经药物（茶碱、沙美特罗）。

• 娱乐性药物（主要是兴奋剂）。

• 酒精（引起困倦，但破坏睡眠）。

• 烟草和电子烟（尼古丁是一种兴奋剂）。

息。另一方面，你可能需要问一些封闭式的问题，比如以下问题。

• "你是入睡困难，睡不安稳，还是一大早就醒了？"这些通常有不同的原因。

• "失眠是什么时候开始的？"可能是丧亲之痛，或者是生活方式的重大改变。

• "你感觉白天很困吗？你会在开车时或坐着时打瞌睡吗？你知道你打鼾吗？"这些都是有关睡眠呼吸暂停的关键问题。

• "你白天打盹吗？"这通常会适得其反，因为它会影响晚上的睡眠。

• "你的就寝时间是怎样的？"许多人希望一躺在枕头上就能睡着，即使他们整晚都在使用笔记本电脑。如果她和其他人一同生活，伴侣的生活方式也会影响她。

• 整体地了解一下她的身体健康状况。有无任何疼痛、哮喘、心血管疾病、夜尿症? 她进行了怎么样的锻炼。

• 记得询问她的情绪（对抑郁症的诊断很重要）。

• "除了避孕药，你还吃什么药或者成瘾性药物吗?" 兴奋剂（摇头丸、安非他命、可卡因）最有可能导致失眠。任何消遣性药物的使用都是值得注意的。

• "你喝酒吗? 大约每天多少量?"

• "你抽烟吗?"。

• "你每天喝多少茶和咖啡，什么时候喝?" 也可以询问可乐和其他含咖啡因的软饮料。值得一提的是，一个人对咖啡因的敏感度会随着年龄的增长而变化。

Sophie 很惊讶你提了这么多问题，但似乎很高兴你对此感兴趣。她主要是难以入睡，这至少在 1 年前就开始了。她回忆不起当时发生了什么事。

她不抽烟，但每晚喝三四杯酒。白天她喝很多咖啡，睡前喝一杯淡茶结束一天的工作。她和她的男朋友住在一起，两人都不打鼾。大多数晚上是在家里度过的。除了避孕药，她没有服用任何药物，多年来也没有吸食大麻。

Sophie 2 年前转行自由职业，现在新闻业很难维持收支平衡，她觉得自己必须睡个好觉。她白天有时确实感到困倦，但从不打盹。Sophie 没有抑郁症或其他疾病的特征。她的体重正常，所以不太可能出现睡眠呼吸暂停。

睡眠呼吸暂停综合征

一种严重了可能会致命的疾病。

间歇性部分或完全上气道阻塞导致 pO_2 下降，使人从睡眠中醒来。

普通人群中 5% 左右患有此病。

对男性和女性都有影响，尤其是在肥胖的情况下。

会导致交通事故、高血压和心血管事件发生率提高。

症状

• 打鼾，尤指喘息和屏息。

• 浅睡眠。

• 白天嗜睡，这可能导致在驾驶或工作时打瞌睡。

关键问题

• 你白天很困吗?

• 你会大声打鼾，喘不上气，或者在晚上停止呼吸吗（这段病史通常来自伴侣）？

• 你早上头痛吗？

• 你醒来的时候口干吗？

卫生专业人士必须提醒专业司机和机器操作员工作时打瞌睡的风险。必须将那些困倦到"足以影响驾驶"的患者名单给到交通管理局（Driver and Vehicle Licensing Agency，DVLA）。

通常通过睡眠研究（多导睡眠描记法或夜间脉搏血氧测定）来确诊。

当你和 Sophie 交谈时，你意识到她的生活方式是久坐不动的。她在家工作，工作和休息之间没有太多的界限，当你进一步探究时，你会发现她经常坐在床上，用笔记本电脑查看电子邮件或处理未完成的工作。

你能给她提些有用的建议吗？写下至少 4 条建议

• 定期运动。

• 去掉最后一杯茶和几杯咖啡。

• 减少她的酒精摄入量。

• 区分明确工作／休息时间，即使是在家。

• 把卧室作为睡觉和性生活的专用空间。

• 上床睡觉前把烦恼记下来，告诉自己这是明日事。

睡眠卫生

以下各点都是所谓"睡眠卫生"的一部分。"睡眠卫生"可以纠正许多影响睡眠的因素。它包括以下几点。

• 有规律的上床睡觉时间和起床时间，不管晚上的睡眠有多糟糕（晚上睡不好也不要睡懒觉）。

• 睡觉前放松一下。

• 保证睡眠环境舒适：不要太热、太冷、太吵、太亮。

• 白天不要打盹。

• 睡前 6 小时内不要摄入咖啡因、尼古丁或酒精（完全戒掉咖啡因有一定好处)。

- 白天锻炼 (但不限于睡前)。
- 晚上不要吃太多。
- 不要总是看手机; 避免在夜间查看时钟。
- 卧室只用来睡觉和性生活。

这些建议可以而且应该在必要时进行修改。例如, 在一个非常重要的晚会当天打个盹就能让一切变得不同。偶尔的睡懒觉可以为她和她的伴侣节省周末的时间。此外, 过于死板的建议会让你失去患者的信任。

Sophie 很高兴得到这些建议, 并希望能有所帮助。

几周后 Sophie 回来复诊, 她减少了酒精和咖啡因的摄入量, 她每周去游泳几次, 并在晚饭后散散步。现在她晚上把手机和笔记本电脑放在客厅里。她还是有点为工作发愁, 但是她的睡眠稍微好一点, 除了周日晚上, 她会为下周工作发愁。

参考资料

[1] CKS/NICE Insomnia.
http://cks.nice.org.uk/insomnia.
[2] DVLA: driver's medical enquiries information.
https://www.gov.uk/dvla-medical-enquiries.

17 我的眼睛疼
My eye hurts

Rona McIver，32 岁
老师
既往史：坐骨神经痛；17 岁时堕胎；迷路炎
用药史：口服避孕药

Rona McIver 最近搬到了这个地区和她的伴侣住在一起，这是她第一次来你的诊所，也是她的首诊检查。Rona 的左眼已经疼了 1 天了，眨眼时更疼。眼睛没有红肿、瘙痒或分泌物，也没有外伤史。她说她的视力"有点奇怪"，而且看颜色"模糊"。她以前没有眼睛方面的症状，也不戴隐形眼镜。尽管新的教学工作让 Rona 感觉很疲惫，但她感觉不错。

你应该如何处理
全面检查双眼，包括视力、色觉、眼底检查、眼球外运动和瞳孔反应。

Rona 的双眼视力为 6/6（相当于 1.0 的视力），可你暂时找不到 Ishihara 色盲检测簿。双眼无震颤，瞳孔相等，眼底正常。Rona 眼睛运动正常，虽然有点不顺畅。

右眼直接对光反射存在，但当你用光照射左眼时右眼瞳孔无收缩。左眼瞳孔对光没有反应，但间接对光反射存在。

这代表了什么
Rona 的左眼有传入性瞳孔障碍。手电筒摇摆光测试将显示所谓的 Marcus Gunn 瞳孔（相对性传入性瞳孔障碍）。在 Rona 的案例中这个缺陷很明显，也有一些患者双眼都受到了影响或存在复杂因素（请参阅参考资料）。

▶ 传入性瞳孔障碍通常表示视神经问题。它发生在各种情况下，包括以下几种。
- 急性青光眼。
- 肿瘤。
- 创伤。
- 视神经炎。

> **视神经炎的特征**
>
> • 眼睛／眼球后部疼痛，尤其是活动时。
>
> • 一些轻微或严重的视觉损伤。
>
> • 色觉受损。

你应该怎么做

你应该当天就把 Rona 转诊到急诊眼科诊所。因为你无法确定原因且需要听听专科医师的意见，并让 Rona 能够从容应对。

你后来得知 Rona 被诊断出患有视神经炎，现在病情好转了。记录中提到了可能需要神经科转诊，但没有预约。

你应该怎么办

(a) 不与 Rona 交流直接转诊她？

(b) 先综合评价 Rona 然后再转诊她？

(c) 由于 Rona 现在好多了，所以以后再说？

虽然视神经炎可能是一个孤立的事件，NICE 指南建议每一个确诊病例转诊至神经专科。所以（b）是最好的方案。

• NICE 还建议全科医师进行血液检验以排除其他转诊前诊断：FBC（全血细胞计数）、ESR（红细胞沉降率）和（或）CRP（C反应蛋白）、LFT（肝功能检查）、U&E（尿素和电解质）和肌酐、钙、葡萄糖、TFTs（甲状腺功能检查）、血清 B_{12} 及 HIV 血清学检查。

你也可以考虑梅毒的血清学检查。

你还没有进行神经检查。

你还应该和 Rona 讨论转诊事宜。

Rona 回来复诊。虽然她的工作很枯燥，但她感觉很好。她还没有去神经科预约。

你应该重点检查些什么

• 四肢力量。

• 如果你有时间，则进行感觉检查。

• 反射：肌腱反射、足底反射和腹壁反射。

• 脑神经，包括测试延髓功能的后组颅神经功能。

• 平衡与协调：闭目难立征试验（Romberg's test），脚跟碰脚趾行走试验，指鼻试验。

• 检查眼球震颤，这在多发性硬化症（multiple sclerosis，MS）中很常见。

• 检查 Lhermitte 征（前核间型眼肌麻痹综合征）。

多发性硬化症的临床表现

MS 的临床表现变化很大。症状通常持续进展 >24 小时，持续数天或数周后才有所改善。常见特征有以下几点。

• 感觉异常（通常是早期主诉）。

• 视神经炎。

• 其他眼部症状（如侧视复视）。

• 脊髓神经受累（如肌肉痉挛或膀胱 / 肠紊乱）。

• 小脑症状（构音障碍、共济失调、肢体震颤）。

• 三叉神经痛。

• 面部肌肉抽搐。

• 认知问题（例如注意力不集中、注意力广度不足）。

• 疲劳。

• 全身症状（如疲劳、头晕）。

• 抑郁（比欣快更常见）。

小贴士

• 2 次发作之间可能没有异常发现。

• 在视神经炎中，视神经看起来正常。

• 在多发性硬化症的诊断中通常腹壁反射无法引出。

Rona 的四肢肌力正常，反射有点活跃。足底反射减弱。她的脑神经正常（不是通过检查后组脑神经，而是询问吞咽和语言功能，她回答一切都很好）。她的脚跟脚趾步伐有点迟疑，但其他检查项目都正常。

在回顾她过去的病史时，你会发现她的坐骨神经痛就是大腿发麻，症状持续了 4 周，没有任何背部疼痛或外伤。迷路炎使她非常不稳定，她有时甚至不能工作，最严重那次持续了整整 3 周。根据病史记录，这两种症状都没有得到应有的检查。很可能这两个事件都是多发性硬化症的表现。

现在该做什么

将 Rona 转诊至神经科医师处，因为她可能患有多发性硬化症。

你告诉 Rona，你没有发现明显的问题，但她需要做一次血液检查和一次恰当的神经学评估。她没有多问。不要告诉她以前的那位全科医师可能误诊了，因为你并不清楚所有的细节，目前也不能确定她患有 MS。批评同行也会适得其反。不过，如果你认为合适的话，应该告诉 Rona，她之前的症状是很有显著意义的。

几周后神经科医师告诉你 Rona 得了 MS。

尽管 MS 无法被治愈，但最新的生物学治疗手段可以减少疾病的发作次数和减轻严重程度。在更远的将来，干细胞治疗可能会达到我们期望的疗效。

全科医师可以在 MS 患者的管理方面发挥重要作用。

• 患者的支持治疗。

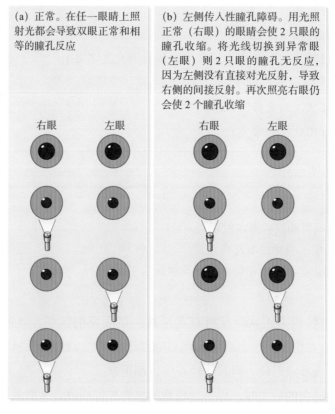

图 2.17.1　摇摆光试验中的瞳孔反应

- 帮助改善与复发相关的因素。
- 提供缓解症状的治疗方法（例如膀胱功能障碍、肌肉痉挛、疼痛、抑郁、疲劳）。

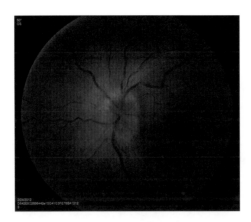

图 2.17.2　视盘水肿

来源：Olver J et al. (2014) Ophthalmology at a Glance, 2nd edn. Reproduced with permission of Jane Olver.

MS 分型

总的来说，约 1/3 的患者在 20~25 年内出现严重的身体残疾。疾病有不同的类型。

复发 – 缓解型（占 85%）

- 疾病早期出现多次复发和缓解，可急性发病或病情恶化，之后可以恢复，两次复发间病情稳定。
- 早期治疗带来很好的效果。
- 许多带有 RRMS（复发缓解型多发性硬化症）的患者会继发进展型多发性硬化症。

原发进展型（占 10%~15%）

PPMS（原发进展型多发性硬化症）症状随时间推移逐渐恶化，没有突然复发。

进展复发型（罕见，小于 5%）

始终呈缓慢进行性加重，伴有急性复发但无缓解期。

良性 MS

像复发缓解型，但是症状轻微且间隔很长时间，只有在 10~15 年后才能被诊断出来。

参考资料

[1] NICE guidance: Multiple sclerosis-management of multiple sclerosis in primary and secondary care.
www.nice.org.uk/guidance/cg186/chapter/1-recommendations#diagnosing-ms-2.

[2] Colorblind (includes online Ishihara test with eight plates).
http://colorvisiontesting.com.

[3] Broadway DC. How to test for a relative afferent pupillary defect (RAPD). Community Eye Health Journal 2012.
www.ncbi.nlm.nih.gov/pmc/articles/PMC3588138/pdf/jceh_25_79-80_058.pdf.

[4] GMC guidance: Good medical practice.
http://www.gmc-uk.org/guidance/good_medical_practice.asp.

[5] MS Society (charity for patients, families and professionals).
www.mssociety.org.uk/.

[6] MS Trust (charity for information, education, research and support).
www.mstrust.org.uk/.

18 医生，我想我应该接受前列腺检查
I think I should get this prostate test, doctor

Barrington Dixon，66 岁

退休

既往史：白内障

用药史：无

Dixon 夫妇和他的家人出生于牙买加，签约在这个诊所将近 50 年了。Dixon 先生坐下来说："我想我应该接受前列腺检查。"

你首先应该问诊哪些内容

你要了解的第一件事是 Dixon 先生想要检查的原因。应该用一个友好的开放式问题来提问，例如："告诉我你为什么要考虑做这个检查？"

Dixon 先生解释说，他的一个好朋友 James 最近被诊断患有前列腺癌。接着 James 就感觉每况愈下了，Dixon 先生明白癌症已经侵犯到了骨头。Dixon 先生记得他在牙买加的一位叔叔有"某种前列腺疾病"，所以担心自己可能患有无症状的前列腺癌，现在他和他的朋友们都在考虑接受相关检查。

你应该询问哪些症状

首先提出一个开放性的问题，例如："您是否注意到什么症状？"

下尿路症状（LUTS，如排尿不畅、夜尿和尿频）可能与前列腺癌有关，但更可能代表良性前列腺肥大。

明确与前列腺癌有关且值得询问的典型临床症状包括：► 骨痛和 ► 血尿。

Dixon 先生没有任何新症状。多年来他一直是每晚起来排尿两三次。

你如何向 Dixon 先生提供关于检查的最佳建议

你应该与其共同商议，以便 Dixon 先生能够就是否应该进行 PSA（前列腺特异性抗原）检查做出明智的决定。有一些优秀的患者信息资源（请参阅参考资料）可以用来指导他的决定。

PSA 测试具有显著的局限性（表 2.18.1），但它是目前用于诊断局限性前列

表 2.18.1　PSA 测试的潜在益处和局限性

PSA 测试的潜在益处
如果检查结果正常，可以让患者放心
可能在症状出现之前更早发现癌症
可能发现早期癌（例如在可治愈的阶段或者治疗可以延长寿命时）
可以在未来重复检查，动态监测
PSA 测试的局限性
这不是诊断。对此需要进一步的检查 [例如经尿道前列腺切除术（trans-urethral resection of the prostate，TURP），但其存在发生长期并发症的风险，如尿失禁和勃起功能障碍]
这不是特异性的指标。许多其他情况会增加 PSA 水平 [例如良性前列腺增生（benign prostatic hyperplasia，BPH）、尿路感染（urinary tract infection，UTI）和前列腺炎]。大约 2/3 检测 PSA 结果偏高的男性没有患前列腺癌
许多前列腺癌病例并不会导致 PSA 升高。前列腺癌风险管理计划引用的数据显示，15% 的 PSA 正常的男性可能患有前列腺癌（见参考资料）
该检查可能导致癌症的诊断，其中的部分患者可能永远不会出现癌症症状或因此减少寿命

腺癌的最佳检测方法。该检查不符合基于人群的筛查计划的标准，因此目前正在"按需"提供。

　　Dixon 先生在与你讨论了上述问题后，他仍然想继续进行 PSA 检查。你提供几个简单建议，可以改善其下尿路症状的保守措施（例如，减少咖啡因和酒精摄入量），并探索治疗这些症状的医疗方法。Dixon 先生此刻对此并不感兴趣。

在进行检查之前，你有哪些实用性的建议向 Dixon 先生提出

患者不应处于以下情况进行检查。

- 尿路感染急性期。
- 上周进行过直肠指检。
- 在过去 48 小时内射精或剧烈运动。

你还应为 Dixon 先生做哪些其他检查

- 糖尿病的随机血糖筛查也可能是必要的。考虑到他的年龄和种族（加勒比海非裔），该患者处于高风险，因此他应该接受 Hba1c 血液检查。
- 还可以考虑顺便做一个血脂检查。
- 由于他有一段时间没有参加体检，你也应该检查他的血压。

Dixon 先生非常高兴能够进行检查，并且同时接受糖尿病筛查和血脂检测。你检查他的血压为 122/62 mmHg。

Dixon 先生的血液检查结果会在接下来的 1 周内出来（表 2.18.2）。

表 2.18.2　Dixon 先生的血液检测结果

项　目	结　果
PSA	2.04 ng/mL
Hba1c	44 mmol/mol（6.2%）
总胆固醇	4.8 mmol/L

Dixon 先生的 PSA 结果在正常范围，他可能患有什么疾病呢

Dixon 先生的 Hba1c 结果提示为"糖尿病前期"（Hba1c 42~47 mmol / mol 或 6.0%~6.4%）。他将受益于转诊到糖尿病教育计划中。这将有助于他了解如何防止进展为糖尿病。他应在 6 个月后复查糖化血红蛋白。

你和 Dixon 先生谈论这件事，他很高兴得知 PSA 结果是正常的。他最后说，也许 James 的病是一个警钟。他计划恢复健身，重新开始游泳。

参考资料

[1] Prostate Cancer Risk Management Programme-Information for Primary Care. http://www.cancerscreening.nhs.uk/prostate/prostate-booklet-text.pdf.

19 我再也不能忍受这种疼痛了
I can't live with this pain much longer

Susan Barnes，58 岁

家庭主妇

既往史：子宫切除术；肩损伤

用药史：氨酚待因片；辛伐他汀

Barnes 女士新签约了本诊所。她边握着右手腕边诉说着无法忍受的疼痛。自从 1 年前手臂受伤后开始疼痛，至今已有 10 个月。

有时感觉疼痛从臂膀一直延伸到手，但通常疼痛限于手腕和手，就像今天一样，让她无法入睡。她看过两次骨科医师以期治疗疼痛，但都不见效。似乎没有什么能使疼痛缓解，她也无法预计以后会不会更加严重。

Barnes 女士和她刚退休的丈夫住在一起，不外出工作。显然，她患有慢性疼痛（持续 12 周以上的疼痛）。

你会问哪些有用的问题？至少写 7 个

• "你是右撇子还是左撇子？" 每当患者出现上肢症状时，这是一个基本问题。

• "告诉我更多关于疼痛的信息。" 可能是压痛、钝痛、灼伤感痛、枪击样痛、蚁走感，如电击、麻木、刺痛或瘙痒。

• "你有像针扎样的感觉吗？" 这可能是神经性疼痛的征兆。

• "在 0~10 分的疼痛评分上，你给打几分？" 有时将其与以前的疼痛（如分娩）进行比较是很有用的。

• "它影响你做什么事了吗？" 功能评估至关重要。

• "它能让你产生多少负面情绪？" 这是开启关于情绪评估的一种方法。正如她所说她无法忍受这种痛苦，评估她的精神状态是明智的。

• ► "你的体重是否减轻"，也要询问其他 "红旗征"，如 ► 持续不断的疼痛和 ► 发热或出汗，并询问既往有无肿瘤病史。

• 你可以问她的预期，想要怎样的结果，还有她现在来就诊的原因。

Barnes 女士哽咽着告诉你，疼痛通常能达到 7~9 分，每天不定，呈烧灼感，有时有麻木绷紧的感觉，不会一直持续，她没有发热或出汗的全身症状。

她是右撇子，但现在只能左手用鼠标。Barnes 之前在一所学校里有一份兼职工作，可她现在无法坚持工作了，也几乎不能完成家务活。Barnes 已开始认为疼痛无法被治愈，但她想到女儿 6 周后的婚礼就会感觉好一些。

慢性疼痛是一种常见的疾病，影响了大约 15% 的人群。大约 25% 的患者无法工作。大约 70% 的慢性疼痛患者年龄 <60 岁。大多数患者只能在社区得到管

小贴士

关于专业名词：虽然"慢性疼痛"是医师最常使用的专业语，但"持续性疼痛"同样准确。这两个短语是可以互相替代的，不过"持续性疼痛"对于患者来说感觉并不那么令人沮丧。

持续性疼痛的一些原因

常见

• 腰痛。

• 退行性关节病。

• 肌筋膜疼痛综合征 [如纤维肌痛、重复性劳损症（repetitive strain injury，RSI）]。

其他

• 骨盆疼痛。

• 腹痛（如胆囊疾病）。

• 术后疼痛。

• 疱疹后疼痛。

• 糖尿病神经病变。

• 其他类型的神经病变。

• 慢性头痛。

• 卒中。

• 多发性硬化症。

• 三叉神经痛。

• 复杂性区域疼痛综合征（complex regional pain syndrome，CPRS）——也称为创伤后骨萎缩、肩手综合征、反射性交感神经营养不良综合征。

身体的任何系统都会引起慢性疼痛。

理，即使得到专科处理，也需要家庭医师在疼痛门诊间隔期间管理患者。

慢性疼痛不仅仅是急性疼痛的持续延长。大脑和脊髓也会发生改变，从而导致疼痛的感觉不同。通常会出现功能丧失、心理困扰或抑郁以及行为改变。这是一种复杂的生物－心理－社会状况。

她有神经性疼痛吗

她可能有。神经性疼痛是由神经系统的损伤或功能障碍引起的。疼痛可以是间歇性的，也可以是持续性的。

• 疼痛性质可能是枪击样痛、刀刺痛（如电击样）、灼伤、蚁走感、紧绷、麻木、针样刺痛或瘙痒。

• 痛觉超敏——疼痛是由轻微触摸或其他一些通常不痛的刺激引起。

• 痛觉过敏——对疼痛刺激的反应增强。

其意义在于神经性疼痛的治疗是不同的，但并非每个人都有所有的典型症状。

你检查了一下 Barnes 女士。她的右手腕和手看起来正常，但即使轻微的触摸也让她感到痛苦，稍稍摆动手也是一样，这使得很难评估手部感觉情况。肩、肘、腕的活动都很充分，但右手握力减弱。颈部运动也是正常的。

她有复杂性区域疼痛综合征吗

可能不是，但你应该考虑到这个可能，尤其患者症状是慢性上肢疼痛。专科门诊有相应诊断标准以及包括物理治疗在内的专业治疗，因此每位 CRPS 病患都应该被转诊。

复杂性区域疼痛综合征

原因不明的慢性疾病，伴有肢体疼痛和运动、感觉和自主神经系统功能障碍。通常是创伤后（如桡骨骨折或肩膀受伤后），但有 10% 病例是自发性的。儿童也有可能患病。

典型特征

• 与预期不相称的疼痛。

• 异常肿胀。

• 异常颜色（例如红色、斑驳或发绀，或混杂色）。

• 温度异常。

- 异常出汗。

- 运动功能障碍（例如笨拙）。

- 皮肤或指甲外观异常。

- 肢体可能感觉"好像不属于"患者。

病情发展多变，约 50% 的患者要忍受长期的痛苦和工作问题。

你现在要为 Barnes 女士做什么

持续性疼痛通常是一个不断恶化的周期，要从多方面考虑（图 2.19.1）。
Barnes 女士需要一种全面的方法。

- 有支持的自我管理：根据需要在任何阶段使用推荐的自我帮助资源（如疼

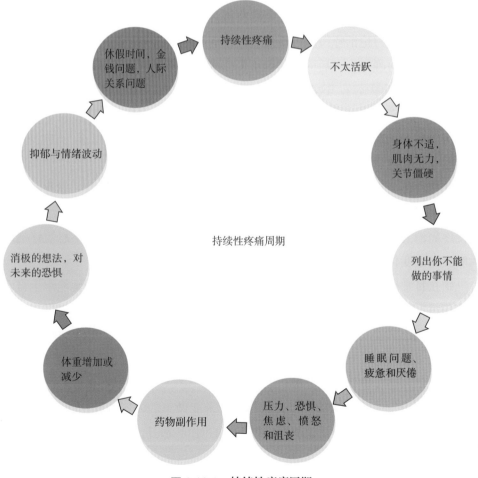

图 2.19.1　**持续性疼痛周期**

痛工具包)。

• 生物(即药物)治疗:具体见框内内容。

• 心理社会治疗:评估抑郁症状。认知行为疗法(cognitive behavioural therapy,CBT)或心理咨询可能有助于缓解慢性疼痛,或将患者转诊到疼痛门诊。

• 理疗:建议所有慢性疼痛患者进行锻炼。他们也可能受益于针对性的物理治疗。

小贴士

在这次咨询中,不要觉得有压力,要把一切都说清楚。慢性疼痛需要时间来评估和管理。

Barnes 女士看上去很累,却并不让人感觉低落或沮丧,也没有轻生的念头。她已经服用过多种非甾体抗炎药和氨酚待因片,但还没有尝试三环类药物或抗癫痫药物。你与她讨论治疗策略。既然她的疼痛听起来是神经性的,起始可以用阿米替林 25 mg 每晚 1 次,后面增加到 1 天 2 次,必要时可服用氨酚双氢可待因片(其他选择见框内内容)。这可能也有助于她的睡眠。

Barnes 女士也可以从转诊到物理治疗和(或)当地咨询服务中获益。如果你在社区管理她的努力没有获得成功,另一个选择是转诊到疼痛门诊。但需注意,即使你今天就转诊,也需要经过预约后的一段时间才能就诊。

让慢性疼痛患者感受到信任是很重要的。尝试一些语句,例如:"你肯定发现这很困难。"或"疼痛看起来很严重。"CBT 可以有效地重塑患者的思维,但不会使疼痛消失。借由中枢神经系统的原因,你可以解释当人们不得不忍受疼痛时大脑会发生变化:"疼痛不在你的思想里,而是在大脑和手臂中。"

她在日常生活中也需要帮助。她丈夫可以承担更多的家务吗?她能跟上自己的步伐吗?尤其是在她女儿婚礼的准备阶段,那时她可能有很多事情要做。典型的慢性疼痛患者会经历"活跃与困顿"行为周期(图 2.19.2)。对活动限制的沮丧会导致过度活动,然后是疼痛的爆发,接着是长期不可弥补的不动,病情不可避免的恶化,这会导致患者更加严重的沮丧。

最后记得安排下一次诊疗以完成你今天未能做到的内容。看看她情况如何。考虑到她女儿即将举行婚礼,下周或再下周的时间较为恰当。

治疗慢性疼痛的药物

• 值得让患者使用，但其中仅有 1/3 感觉疼痛减轻 50%。

非阿片类

• 非甾体抗炎药，尤其是腰痛（需考虑胃肠道 / 心脑血管风险）。

• 每天单独服用 1~4 g 对乙酰氨基酚，或与非甾体抗炎药一起。

• 针对骨骼肌的局部外用非甾体抗炎药，尤其是在不能耐受口服非甾体抗炎药的情况下。

• 如果其他治疗无效，考虑局部辣椒碱贴剂治疗周围神经性疼痛。

• 如果其他治疗不起作用的话，可以考虑使用局部发赤药治疗骨骼肌疼痛。

• 如果其他治疗无效，考虑局部利多卡因治疗疱疹后疼痛。

阿片类

• 仔细评估滥用阿片类药物的风险因素。

• 对于慢性腰痛或骨关节炎——只有使用后能让疼痛持续缓解的情况下才能应用。

• 始终就常见副作用提出建议，并定期随访。

• 可在疼痛严重的情况下作为额外的药物。

• 如果担心剂量问题，请转诊至专科。

抗癫痫药

对神经性和肌筋膜疼痛有用。

• 可用加巴喷丁或普瑞巴林治疗神经性疼痛。

• 普瑞巴林可用于纤维肌痛。

• 卡马西平治疗三叉神经 / 其他神经性疼痛。

抗抑郁药

• 三环类抗抑郁药（如阿米替林 25~125 mg/d）治疗神经性疼痛或纤维肌痛。

• 考虑使用氟西汀或度洛西汀治疗纤维肌痛。

• 如果其他药物失效，考虑使用度洛西汀治疗糖尿病性神经病理性疼痛。

抗抑郁药可能也需要用于疼痛患者的抗抑郁治疗。

用于神经性疼痛（三叉神经痛除外）

可选择阿米替林、度洛西汀、加巴喷丁或普瑞巴林作为起始治疗方案。

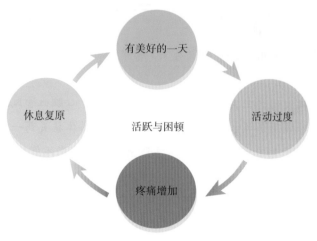

图 2.19.2　**活跃与困顿周期**
来源：www.paintoolkit.org.

参考资料

[1] SIGN guideline 136 Management of chronic pain.
www.sign.ac.uk/pdf/SIGN136.pdf.

[2] CKS/NICE Neuropathic pain-drug treatment.
cks.nice.org.uk/neuropathic-pain-drug-treatment#!backgroundsub.

[3] Royal College of Physicians: Complex regional pain syndrome.
www.rcplondon.ac.uk/sites/default/files/documents/complexregional-pain-full-guideline.
pdf.

[4] Pain Toolkit.
www.paintoolkit.org/ (for patients).
http://www.paintoolkit.org/resources/healthcare-professionals (for healthcare professionals).

20 我的一只眼好红
I've got a red eye

Peter Borowicz，36 岁
IT 工程师
既往史：无
用药史：无

Borowicz 先生预约了一个清晨的紧急门诊。当他坐下时，你看到他有一只眼睛明显发红。你问他今天能为他做些什么，他笑着说："我不知道你是否注意到了，我的眼睛好红。"他告诉你他昨天醒来时发现眼睛又红又黏。他担心这会是什么病。他平时很健康，以前也没有眼睛问题。

哪些可能出现的危险信号表明病因严重？写下至少 4 个

出现在下面框中的任何特征都表明他红眼病因严重。这些患者应在当天眼科急诊就诊。你应该具体询问以下所有问题。

红眼——"红旗征"

► 中度或严重眼部疼痛。

► 中度或严重畏光。

► 一只眼睛明显发红。

► 视觉敏锐度下降。

► 可能有穿透性损伤。

除了"红旗征"，你还想问什么

找出其他相关症状。

• "痒吗？"痒意味着过敏。

• "有分泌物吗？"这可能与感染有关。

• "最近是否接触过类似症状的人？"

• "你戴隐形眼镜吗？"隐形眼镜佩戴者的感染可能非常严重，如棘阿米巴角膜炎。

Borowicz 先生告诉你他的眼睛不痛，但有点沙砾感。幸运的是，面对光照

原因	症状和体征	处理
(a) 感染性结膜炎	红色结膜 早上有黏性分泌物 单侧或双侧 不特别痛并且不影响敏锐度	常规清洗 考虑抗生素滴眼液
(b) 过敏性结膜炎	又痒又肿 双侧结膜充血 水汪汪 无痛并且不影响敏锐度	避免过敏原 避免揉眼睛 抗组胺药（口服或外用） 局部使用色甘酸钠滴眼液
(c) 睑缘炎	眼睑黏糊糊的，有时还呈片状 无痛并且不影响敏锐度	眼睑卫生
(d) 急性青光眼	剧痛的红眼 视觉障碍 感觉不舒服 瞳孔固定扩大	紧急送至眼科急诊
(e) 葡萄膜炎	疼痛的红眼 视力可能受损 畏光	转诊至眼科急诊以进一步评估
(f) 巩膜炎	结膜局部充血呈红色并伴有疼痛	转诊至眼科急诊以进一步评估
(g) 结膜下出血	眼部血管破裂的表现 无痛并且不影响敏锐度	检查血压 2~3周后自然消退

图 2.20.1　急性红眼病的原因

来源：(a) Tanalai.https://commons.wikimedia.org/wiki/File:Swollen_eye_with_conjunctivitis.jpg. Used under CCA 3.0; (b) James Heilman, MD. https://commons.wikimedia.org/wiki/File:Allergicconjunctivitis.jpg. Used under CCA-SA 4.0; (c) clubtable. https://commons.wikimedia.org/wiki/File:Blepharitis.JPG. Public domain; (d) Jonathan Trobe, M.D. https://commons.wikimedia.org/wiki/File:Acute_Angle_Closure-glaucoma.jpg. Used under CCA 3.0; (e) EyeMD. https://commons.wikimedia.org/wiki/File:Hypopyon.jpg. Used under CCA SA 2.5; (f) Kribz. https://commons.wikimedia.org/wiki/File:Scleritis. png. Used under CCA-SA 3.0; (g) Olver J et al. (2014) *Ophthalmology at a Glance*, 2nd edn. Reproduced with permission of Jane Olver.

没有问题（他是一名 IT 工程师），而且，除了有点水汪汪外，他的视力没有受到影响。他明确否认近期有眼外伤。眼睛不痒，但有一些分泌物。早上分泌物更多，当他醒来的时候，他必须清洗眼睛才能去除这些东西。

描述一下你的检查

双眼都应该被检查，检查结膜、瞳孔和眼睑。如果有任何迹象提示视力降低，你应该使用 Snellen 视力表正式评估视力。

　　Borowicz 的右眼有轻度到中度的结膜充血。有轻微的黄色分泌物。他的瞳孔没有受到影响。他的左眼正常。你决定检查他的视力，为 6/9 左右（未矫正）。

最可能的诊断是什么

最有可能的诊断是感染性结膜炎。

你应该如何治疗感染性结膜炎

在大多数情况下，感染性结膜炎是一种自限性疾病，在 1~2 周内无须治疗即可痊愈。在此期间，建议保守治疗。

- 定期清除分泌物。
- 经常洗手。
- 人工泪液可缓解刺激症状。

如果症状加重或没有痊愈，可以使用局部抗生素（如氯霉素滴眼液）。

　　你向 Borowicz 先生解释说，这种情况很可能是自限性的，没有任何危险。他对此很高兴，也很庆幸不需要使用滴眼液。他向你询问传染给他家人的概率有多大，你告诉他需要经常洗手以及避免共用毛巾和枕头的重要性。

你应该设定哪些安全警示线

　　一个良好的安全警示线应当明确而具体。Borowicz 先生需要知道一些具体的情况，这些情况让他有必要到全科医师那里复诊。

- 出现"红旗征"。
  - ▶ 疼痛。
  - ▶ 畏光症。
  - ▶ 视觉敏锐度下降。
  - ▶ 发红面积显著增加。
- 症状持续（超过 2 周）。

Borowicz 先生带着你的建议去上班了。

参考资料

[1] CKS/NICE Red eye.
http://cks.nice.org.uk/red-eye.

21 我受够了我的粉刺
I'm fed up with my spots

Lucy Cartwright 预约了你下午的门诊。一起来的还有她的一个同龄伙伴。

迎接 Lucy 进诊室之后你应该做什么

你还应该知道今天是谁陪她来的。在这种背景下，你会发现是 Megan（Lucy 在学校的朋友）陪着。Lucy 告诉你，她妈妈今天来不了，因为她正在学校接 James。你询问 Lucy 需要什么帮助。

Lucy 告诉你她受够了她的粉刺。给她一些时间以便告诉你更多信息。她已经长了好几年粉刺了。她真的很讨厌它们。起初它们很小，但现在长了一些更大的，并且持续时间更长。她真的受够了它们，非常渴望它们消失。此时 Lucy 低着头，看上去很悲伤，而 Megan 则给了她一个亲切、安慰的眼神。

Lucy 有没有给你任何可以回应的暗示

Lucy 暗示她对自己的粉刺感到非常痛苦。这是你可以进一步了解和探索的方向。一个比较好的做法是把她说的信息提取出来，并做出反馈。

暗示：语言和非语言

在诊疗过程中，请注意捕捉暗示信息。

暗示是指患者向你提供了一个可以进一步探寻并从中受益的信息。这可能会告诉你更多的细节，比如患者担心什么，或者病情的影响程度。

一些暗示通常会给你提供非常有趣和有用的信息。

暗示可以是语言或非语言的。在这种情况下，Lucy 给出了一些口头的暗示，她"厌倦"了自己的粉刺，她"真的讨厌它们"，她"渴望它们消

失"。她也给出了一个非言语的暗示，带着悲伤的眼神看着地面。

如果仔细倾听和观察你的患者，你会注意到这些暗示。

列出一个此时此景合适的反馈方式

一种方法是说："听上去你很讨厌这些粉刺。"

然后 Lucy 添加了一些细节。她每天都因此感到羞愧和尴尬，并希望它们消失。她是班上长痘最严重的一个，她很清楚这一点。

你还应该考虑哪些方面？列举 3 个

• 她已经尝试了哪些方法？你应该询问并找出 Lucy 试过的治疗方法（如果有的话）。

• 哪些身体部位受到影响？粉刺通常出现在背部或胸部以及面部。

• 是否与月经周期相关？一些女性在月经前后会出现症状。是否有任何特征表明多囊卵巢综合征（polycystic ovarian syndrome，PCOS）（如不规则经期、多毛症）？

这可能是导致痘痘的原因。

Lucy 尝试过各种非处方药和药皂。她也尝试过将磷酸三钙擦拭在她的粉刺上，但这之后更糟。她告诉你，只有她的脸部受到了影响。她的皮肤从未变好。Lucy 没有发觉她的经期有任何变化。

你应该做什么检查

应该检查受影响的区域。在这种情况下，你检查 Lucy 的脸，评估粉刺的分布、粉刺的类型以及是否有瘢痕。

Lucy 有一系列痤疮斑，前额和脸颊周围有散在黑头，前额有三四个发炎的白头。没有瘢痕。

这时你应该解释一下诊断。

你会怎么做

Lucy 被诊断出患有痤疮。你应该用非医学术语提供一个清晰、简洁的解释，比如："你的粉刺是由痤疮引起的。皮肤上的毛孔会被堵塞导致感染，引起粉刺。"你的解释应该让人易于理解。患者健康信息宣教单在这里会有帮助。网上也有很多有用的资源，例如 patient.co.uk 有解释痤疮原因和治疗方法的相关信息。

> **痤疮——流言终结者**
>
> - 痤疮不是由不良卫生引起的。过度清洁可能会使情况更糟。
> - 痤疮不是由压力引起的。
> - 痤疮不会传染。
> - 多喝水无济于事。
> - 日光浴或太阳灯浴床没有帮助。

什么原因促使你去实施治疗

采取治疗计划应以痤疮的严重程度和造成的痛苦为依据。Lucy 有中等程度的痤疮，并导致严重的痛苦。它绝对值得治疗。治疗的目的是尽可能减少粉刺的数量，防止瘢痕形成。

你应该考虑哪些治疗方案？至少列举 3 个

有几个选项可供选择，这些选项见表 2.21.1。

表 2.21.1 **痤疮的治疗**

治疗方法	示例
局部制剂	过氧化苯甲酰 外用维甲酸 外用抗生素 壬二酸
口服抗生素	四环素类（如土霉素、多西环素、赖甲环素） 备孕禁用
复方口服避孕药	针对痤疮受月经周期影响的患者，特别有效
口服维甲酸	罗克坦 目前仅能专科医师开具使用

你和 Lucy 一起翻阅患者健康信息宣教单上的治疗方案，帮助你检查所有不同的选择。Lucy 对此非常投入，并且非常热衷于尝试一些能尽快清除粉刺的方法。她不愿意考虑服用避孕药物，担心她母亲会有想法。她希望在服用抗生素药物的同时外用药膏，因为她觉得这是她消除粉刺的最好机会。

你和 Lucy 决定用局部涂抹过氧化苯甲酰和口服土霉素的治疗方案。你给

Lucy 开了处方，并告诫她可能需要 6~8 周才能起效。你建议她 3 个月后再来复诊。她感谢你认真对待这个问题。

关于权利的最后定论

Lucy 今年 15 岁，在法律上被定义为儿童。理想情况下她应该和父母在一起就诊。这个案例应该让你考虑是否可以在没有父母陪伴的情况下治疗一个未成年人。为了帮助指导你，考虑一下孩子是否有"Gillick 能力"：

"……仅仅让她了解所提供建议的性质是不够的：她还必须有足够的成熟度来理解所涉及的内容。"[引自 NSPCC（英国防止虐待儿童协会）关于 Gillick 能力的评论]。

Lucy 对自己的病情和治疗有着成熟的了解，因此她有能力对自己的健康做出自主决定。

资料来源

[1] Patient information on acne.
http://www.patient.co.uk/health/acne.
[2] Gillick competency.
http://www.nspcc.org.uk/preventing-abuse/child-protection-system/legal-definition-child-rights-law/gillick-competency-fraser-guidelines/.
你也可以尝试阅读本部分第 39 个专题"我不想休假时来例假"。

111

我来看我的验血结果

I've come for the results of my blood tests

Derek Connor，57 岁

餐馆老板

既往史：无记录

用药史：无

已戒烟者

Connor 先生最近与执业医疗保健助理 Daisy 一起参加了一次英国国家医疗服务体系（National Health Service，NHS）健康检查。纵观他的记录，很明显Connor 先生很少来就诊。查看上次门诊时 Daisy 做的记录，你会发现以下几项内容。

- 血压 133/71 mmHg。
- 尿试纸检测：无异常结果。
- 体重指数 29.8 kg/m^2。

Daisy 还记录 Connor 先生有 2 型糖尿病家族史（2 个哥哥都患有），并且他有着英国黑种人（非裔－加勒比海）血统。她还写道，Connor 先生自觉身体很好。

看来是你的一位同事看到 Connor 先生的血液检查结果后要求他再做一次其中一项检测，并预约医师讨论检查结果。

Connor 先生今天对你说的第一句话是："我来看我的验血结果。"

你可以在系统里查看这些结果（表 2.22.1）。

诊断是什么

Connor 先生患有 2 型糖尿病。

哪些因素支持诊断 2 型糖尿病而不是 1 型糖尿病？写下 3 个

- 年龄：1 型糖尿病发病在年轻患者中更常见。
- 尿液分析：首次检查时无酮体或尿糖。
- 无症状：1 型糖尿病患者往往在第一次就诊时伴有症状（患者通常很不舒服），而 2 型糖尿病患者可能有症状或无症状。

表 2.22.1　Connor 先生验血结果

检查 1	
糖化血红蛋白	62 mmol/mol（7.8%）
总胆固醇	5.6 mmol/L
低密度脂蛋白	4.1 mmol/L
高密度脂蛋白	1.5 mmol/L
尿素和电解质	正常
检查 2（检查 1 后 2 周）	
糖化血红蛋白	61 mmol/mol（7.7%）

本次就诊的首要任务是什么

首先也是最重要的是让 Connor 先生理解"糖尿病"这个新诊断。这里有很多有用的资源可以帮助你，包括患者健康信息宣教单和网站，如英国糖尿病患者网站（www.diabetes.org.uk）。

该如何解释这个新诊断？试着练习你的措辞

一如既往，要简洁明了。试着说："糖尿病是一种身体无法控制血糖水平的疾病。血糖水平通常由一种叫作胰岛素的激素控制。糖尿病患者要么体内产生的胰岛素减少，要么产生的胰岛素不能正常工作。这会导致血糖水平上升。"

现在需要确认下，患者是否已经理解了他的诊断，给他时间提问，并给予他进一步讨论的空间，别着急。

Connor 先生告诉你，他的 2 个哥哥都患有糖尿病，所以他对糖尿病非常熟悉。尽管如此，他仍然对这个诊断感到非常失望和有点不安。他的大哥 Roy 正在用胰岛素治疗。Connor 先生非常希望避免这种情况。由于糖尿病，Roy 还有"肾功能不全"，眼睛处于"半盲"状态。二哥 Courtney 似乎情况还可以，目前只是口服药物治疗。Connor 先生向你询问是否需要开始使用胰岛素治疗。

Connor 先生现在需要开始注射胰岛素吗

不，还有其他的治疗方法可以作为一线治疗。

在详细介绍治疗方法之前，你应该先做些什么

你应该先说明一下你为什么要治疗 Connor 先生的糖尿病。毕竟，Connor 先生现在没有任何症状。

现在想想你该如何向 Connor 先生说明这件事

和往常一样，语言保持简洁明了。例如："我们知道糖尿病患者的心脏、大脑、眼睛和肾脏等器官出现并发症的风险更高。我们也知道，如果我们控制好血糖、血压和胆固醇，并且保持健康的生活方式，尤其是不吸烟，同时经常锻炼，饮食健康，那么你就可以真正降低并发症的风险。"同样，使用患者健康信息宣教单和英国糖尿病患者网站有助于说明这一点。至关重要的是，让 Connor 先生明白，这不仅仅是为了降低血糖。这里还有很多其他重要的事项。

患者需要接受很多东西。所有新发糖尿病患者都应参加糖尿病宣教课程，如 DESMOND 课程。你应该把它介绍给 Connor 先生，或者当地的一个类似机构。

Connor 先生承认血糖确实要从多方面控制，并再次提到 Roy 的肾脏和眼睛的问题。他问这是不是因为 Roy 的血糖水平过高引起的。在诊断糖尿病之后有许多事情要做，Connor 先生可能需要与你或护士进行几次预约。对于所有的新发糖尿病患者来说，在初次诊断时都要接受 20~30 分钟的时间来咨询问诊。

Connor 先生的具体治疗目标是什么？列出至少 3 条

有几个目标需要考虑（表 2.22.2）。所有这些都对并发症的长期风险有影响。

你对 Connor 先生的近期治疗目标是什么？写下至少 4 个

对 Connor 来说，认识自己的治疗目标是至关重要的。以下是你应该建议他关注的方面。

• 降低糖化血红蛋白。这可以通过饮食和锻炼来实现。另一个选择是服用药物。一线药物是二甲双胍，二线药物是格列齐特。接下来可以考虑使用胰岛素。

表 2.22.2　2 型糖尿病的治疗目标

血压	<140/80 mmHg 如果终末器官受损，<130/80 mmHg
糖化血红蛋白	如果患者仅仅通过饮食控制血糖或口服一种降糖药物，则要求 <48 mmol/mol（6.5%） 如果需要强化治疗，则要求 <59 mmol/mol（7.5%）
胆固醇	总胆固醇 <4.0 mmol/L 大多数 2 型糖尿病患者应该服用胆固醇合成酶抑制剂
吸烟	不要吸烟
饮食和生活方式	鼓励定期锻炼 如果超重则鼓励减肥

• 降低胆固醇。Connor 先生应该开始服用胆固醇合成酶抑制剂，比如阿托伐他汀 40 mg。

• 保持良好的血压。Connor 先生目前控制得还不错。

• 不吸烟。Connor 先生大约 10 年前就戒烟了，当然也不打算再抽烟了。

• 定期锻炼。你应该建议 Connor 先生每周锻炼 4 次，每次 30~60 分钟，这样对健康是有好处的。

Connor 先生很乐意接受服用胆固醇合成酶抑制剂，但他也希望在不服用降糖药物的情况下尽其所能让自己的血糖降下来。他打算去健身房，不再吃蛋糕、饼干和葡萄适饮料（Lucozade，英国产的一种饮料）。你计划在 3~4 个月时复查他的糖化血红蛋白以评估这些措施的效果。再次强调患者的主观能动性是非常重要的。

除了努力实现目标，长期管理的另一个主要部分是什么

是对并发症的监测。这是在诊断和年度检查时完成的，通常由执业护士完成。

你在实践中如何做到这一点？尝试举例 4 个

• 眼睛：每年 1 次的糖尿病眼底筛查，可以通过当地眼科诊所进行。

• 肾脏：每年血液检查（尿素和电解质）和尿蛋白 - 肌酐比值（ACR）。

• 足部：每年与护士一起检查，评估足背动脉搏动和周围神经病变的体征。

• 勃起功能障碍：直接在年度检查中询问。

你和 Connor 先生讨论上述问题。他说目前没有勃起功能障碍。你建议 Connor 先生和护士预约几周后做糖尿病并发症评估，她会仔细检查以上内容并解答 Connor 先生的问题。

Connor 先生感谢你花时间来把一切都解释清楚。他现在觉得他很清楚发生了什么，他需要做什么。他很期待糖尿病教育课程，并且肯定地告诉你："到这个夏天结束时，你会看到一个完全不同的人。"

参考资料

[1] CKS/NICE Type 2 diabetes.
http://cks.nice.org.uk/diabetes-type-2.
[2] Diabetes UK.
http://www.diabetes.org.uk/.
你也可以尝试阅读本部分第 42 个专题"护士上周给我做了糖尿病检查，我是来查看结果的"。

23 我想和你谈谈激素替代疗法
I'd like to talk to you about HRT

Elizabeth Fraser，64 岁

兼职图书管理员

既往史：近期有两次尿路感染病史；阑尾炎切除术史；40 岁发现乳腺良性肿块；由于背痛进行过硬膜外注射治疗

用药史：无

你认识 Fraser 太太是因为她丈夫 9 年前突然去世。她很少来门诊，最近一次是因为尿路感染。今天她来询问关于激素替代治疗（hormone replacement therapy，HRT）的信息。她之前从未做过。她绝经年龄是 49 岁。

对于已绝经这么多年的人来说，突然对激素替代疗法感兴趣是很不寻常的，所以你要了解更具体的原因。她害羞地告诉你，她的生活中有了一个新男人，但做"亲密的事情"有困难。

你首先需要明确哪些事

• 明确她的症状。主要是阴道干涩，还是因为持续的性交困难（深部或浅部）？

• 她有膀胱刺激症状吗？她最近因尿路感染就诊；她是否认为这些症状和性交有关？

• 坦诚而不尴尬地交谈有助于 Fraser 女士克服她的沉默。使用中性且准确的词语（阴道、插入、小便，或者排尿困难）以避免误解。

她说她的性欲很正常。插入本身并不疼，但她觉得很干。她试过润滑剂，但效果不大。没有流血。最后一次尿路感染确实发生在性行为之后。

市场上还有其他润滑油。现在需要给她开具处方吗

可以这样做，尽管你仍需要讨论激素替代治疗的必要性。阴道雌激素可能比润滑剂更有效，也有助于改善膀胱萎缩的症状。

目前的临床指南一般不建议 60 岁以上妇女使用激素替代治疗。但每个妇女都需要个体化考虑。

激素替代疗法的益处

• 减少潮热、盗汗症状（对更年期妇女很重要）。

• 减少周身疼痛，改善睡眠，可能有调节情绪的效果（需要强调，这里并不直接相关）。

• 缓解阴道萎缩症状（几乎适用于任何年龄）。

• 减少膀胱和尿道萎缩。

• 保持骨密度，从而降低脊柱和髋关节骨质疏松症的风险。

• 降低心血管风险，但可能增加 60 岁以上女性的心血管风险。

• 可能降低结直肠癌的风险。

激素替代疗法的风险

• 静脉血栓栓塞疾病风险是原来的 2~3 倍，尤其在联合使用 HRT 时（但经皮使用激素替代疗法不会带来同样的风险）。

• 冠心病患病风险增加（60 岁以上）。

• 更容易发生缺血性卒中（经皮 HRT 除外）。这是一种剂量相关效应。

• 乳腺癌患病风险增加，尽管总患病率仍很低（每 1 000 名妇女增加 1 例），仅雌激素的激素替代疗法可能不会产生这种风险。

• 仅使用雌激素替代疗法增加罹患子宫内膜癌风险。

• 卵巢癌患病风险可能增加。

激素替代疗法的常见禁忌证是什么？写下至少 4 个。你可以在英国国家处方集（British National Formulary，BNF）中找到更多

▶ 既往乳腺癌病史。

▶ 既往雌激素依赖性癌症病史。

▶ 急性或近期心血管疾病史（心绞痛或心肌梗死）。

▶ 静脉血栓栓塞病史，尤其在有复发的情况下（一过性深静脉血栓形成及使用抗凝剂可以不属于禁忌）。

▶ 血栓性疾病（如抗磷脂综合征）。

▶ 未确诊的阴道出血。

当你仔细思考的时候，Fraser 夫人告诉你，她的母亲和一个姑妈患有严重的骨质疏松症。她没有姐妹，家里也没有男性患骨质疏松症。

现在应该做些什么

评估她患骨质疏松症的风险。

Fraser 女士重 63 kg，身高 1.68 m。她不吸烟，每天喝不到 30 mL 的酒。用于骨折风险评估的 FRAX 工具（WHO 推荐的骨折风险评估工具）（请参阅参考资料）可以单独使用，但最好与骨密度测定结合使用。你发现她患骨质疏松症风险处于临界。

现在应该怎么做

（a）实施系统性的激素替代疗法。

（b）给她提供有关预防骨质疏松症的生活方式建议。

（c）采用局部激素替代治疗。

（d）要求骨密度测定 [双能 X 射线吸收法（dual energy X-ray absorptiometry，DEXA）]。

（e）其他方法。

你应向她提供生活方式方面的建议，或者指点她参照某个生活方式正确的人（参阅参考资料）。根据她的家族史，DEXA 会是个好的选择。鉴于她的年龄，此时进行全身性激素替代疗法是不明智的，但阴道激素替代治疗可能有助于缓解她目前的症状。长期在子宫内膜使用低剂量阴道雌激素替代疗法的疗效尚不确定，待骨密度测定后她仍需复诊。

准备开具什么药

以片剂（vagifem）、阴道栓剂（ortho-gynest）、阴道内乳膏（gynest and ovestin）和阴道环（estring）形式局部使用（阴道）雌激素。

你给 Fraser 女士开具处方，让她第 1 周每晚使用 1 次阴道片剂，然后第 2 周选择 2 个晚上使用。你告诉她这样不会吸收过多激素进入血液。然后她问："我男朋友会吸收雌激素吗?"

你该怎么回答

是的，这是可能发生的，所以最好避免在做爱前使用片剂。说明书提示性交会减少女性对激素的吸收，而男性则面临着吸收激素的风险。随着时间的推移，这可能是有害的。

避免这种风险的一种方法是有计划地使用阴道片剂。另一个方法是使用避孕套。没有证据表明阴道片剂会破坏乳胶。

今天还应该讨论什么重要话题

你应该讨论安全性行为。性传播疾病在 50 岁以上人群中呈上升趋势，其中一个原因是这个年龄段不再使用避孕措施。你可以告诉 Fraser 女士，许多常见的性传播感染不会引起任何症状，所以无法判断谁有或没有。许多感染，如衣原体这样的感染可以携带很长时间，在某个将来造成麻烦。所以，她和她的新男友应该考虑去性健康门诊检查一下。

她回答说，因为害怕尴尬，她不想那样做。你告诉她，去性健康门诊没有任何羞耻的必要，各个年龄段、各行各业的人都会来看病。她还是不相信，所以你决定暂时搁置这个话题，直到下次复诊时。

参考资料

[1] FRAX: WHO Fracture Risk Assessment Tool. https://www.shef.ac.uk/FRAX/.
[2] National Osteoporosis Society (charity with information for the public and professionals). www.nos.org.uk.
[3] British National Formulary.
[4] Hurst BS, Jones AI, Elliot M, *et al*. Absorption of vaginal estrogen cream during sexual intercourse: a prospective, randomized,controlled trial. *J Reprod Med*. 2008; 53(1): 29–32. http://www.ncbi.nlm.nih.gov/pubmed/18251358.

24 我有点分泌物
I've got a bit of a discharge

Suzy Fox，19 岁

学生

既往史：肠易激综合征（irritable bowel syndrome，IBS）

用药史：避孕药；每年春 / 夏季服用西替利嗪

Suzy 因为口服避孕药来检查，说她的阴道有分泌物。她不太确定是什么时候开始的，但 1 个月前她和两个朋友去了伊比萨岛（Ibiza），在没用安全套的情况下与数人发生了性关系。她有男朋友，但是男朋友没有一起去度假。而且她的男朋友无任何症状，所以她怀疑自己是否"染上了什么"。她的分泌物性状浓、色白，伴有瘙痒感。没有异味，感觉像是念珠菌阴道炎。

根据你目前听到的情况，你是否能解释并打消她的疑虑

暂时不能。虽然与多数人观点相反，Suzy 的症状很可能是念珠菌阴道炎引起的，而不是性传播感染（sexually transmitted infection，STI）。但与此同时，她仍然有感染性病的风险，她的伴侣也因此而处于危险之中。

阴道分泌物的原因

常见感染

- 细菌性阴道病（30% 女性阴道分泌物是此感染）。

- 念珠菌（也是 30% 比例）。

注意，这两种疾病都不是通过性传播的，但在性行为活跃的人群中更为常见。

性传播感染

- 衣原体（非常常见）。

- 淋病（较少见）。

- 阴道毛滴虫（较少见）。

非感染性

- 生理性分泌物（常见）。

- 宫颈异位或息肉。
- 留置卫生棉条。
- 恶性肿瘤（如外阴、宫颈）。
- 过敏。
- 膀胱阴道瘘或直肠阴道瘘。

哪些性传播感染是无症状的？写下至少 6 个

- 衣原体——16~19 岁的女性中有 10% 感染此种病原体。70% 的女性和超过 50% 的男性（甚至是 90%）无症状。
- 阴道毛滴虫（*Trichomonas vaginalis*，TV）——高达 50% 的男性和女性无症状。
- 淋病——高达 50% 的女性（视感染部位而定）和 20% 的男性无症状。
- 梅毒。
- 生殖器单纯疱疹。
- 人乳头瘤病毒（human papilloma virus，HPV）——高达 90% 无症状。
- 人类免疫缺陷病毒（human papilloma virus，HIV）。
- 乙肝病毒。

以上几乎是所有无症状的性传播疾病种类。

你告诉 Suzy 她有可能染上性病。

小贴士

尽量避免偏见。每一名医师都会把自己的信仰和道德标准带入诊疗，但真正以患者为中心则意味着要把这些放在一边。避免暗示她可能很愚蠢。也不要暗示你可能和她做过同样的事情。

你决定给她开具治疗念珠菌感染的处方，你会开什么药？剂量是多少

阴道用和口服的唑类药物效果都很好，因此这取决于患者的偏好（但孕妇应避免口服药物）。克霉唑阴道栓剂 500 mg（单次剂量）夜用是一个很好的选择，与克霉唑乳膏联合使用可缓解外阴瘙痒。但是应注意，这些阴道治疗法会损害乳胶成分。替代方案为单次剂量氟康唑 150 mg 或伊曲康唑 400 mg，两次服药间隔 12 小时。

记得测量 Suzy 的血压并给她开具处方。

若担心感染性病的可能，你会怎样处理

(a) 在本诊所进行检测？

(b) 建议她去生殖泌尿门诊？

这两种方法都可以，而且不必是离她最近的泌尿科门诊。许多检查可以检测出性传播感染疾病的类别，而另一些做法可能会较困难。或许患者可能有偏好。但是重要的是做出及时、准确和敏锐的诊断。另外需告知性伴侣（即跟踪接触者）。

小贴士

需要注意的是，生殖泌尿科提供免费治疗，而在本诊所患者可能需要支付费用。

性传播感染检测

至少应检测衣原体、淋病、滴虫和梅毒 [遵循 2006 版英国皇家全科医学院（RCGP）指南]。

• 衣原体和淋病：核酸扩增试验（nucleic acid amplification test，NAAT）是最好的筛查方法，适用于尿液、自取阴道拭子或宫颈内拭子。

• 滴虫：深部阴道拭子（high vaginal swab，HVS）。

• 梅毒：血清学检查。

注意：治疗淋病或梅毒十分复杂，所以，一经诊断，因立即转至生殖泌尿科门诊治疗。

她需要做人类免疫缺陷病毒（HIV）检测吗

是的，她可能被传染。你可以让她在性行为发生 4 周后进行检测。异性恋者之间的传播并不常见，但其发病率正在上升。艾滋病越早诊治，其治疗效果越好。一些常规检查即可查出，没有必要预约专家门诊。如果 HIV 的检测变得常规化，那么其早期发现率会更高。

你可能想告知其感染乙肝病毒的风险，因为她在一个乙肝病毒感染普遍及静脉注射药物使用普遍的地方与数人发生无保护措施的性行为。她可能已经接种了

感染人类免疫缺陷病毒的高危人群

- 任何有性传播疾病的人。
- 与其他男性发生（或曾经发生）性关系的男性。
- 任何进行性交易的人。
- 有多个性伴侣的人。
- 来自艾滋病病毒高流行国家的人群。
- 静脉吸毒者。
- 性伴侣患有艾滋病的人。

HIV 检测

用简单的语言解释检测的好处，例如现在具备有效的治疗方法，所以早期诊断意味着更好的愈后。执业护士也许可以承担此任务。

患者只需要口头同意。

抽取 10 mL 血用促凝管保存。标记"HIV 检测"并发送到病毒学机构。

与患者明确约定如何、何时、何地取得结果。和医师面对面沟通通常是最好的方式。

- 阴性结果：讨论安全性行为，并在 3 个月内重新测试。
- 阳性结果：转诊（如有不适，需紧急转诊）。

小贴士

Terrence Higgins 信托基金和其他多个组织提供免预约艾滋病病毒检测服务。详见 www.tht.org.uk。

疫苗，在这种情况下，你可能希望考虑检查她的免疫状态，因为她可能需要乙肝增强疫苗。

你和 Suzy 讨论这些。她认为全面考虑过后她会去生殖泌尿门诊，因为她听说可以匿名就诊。

你要给她什么忠告

她必须使用避孕套或禁欲，直到她从测试中知道她不会让她的伴侣处于危险之中。许多患有念珠菌感染的女性在性生活时会非常痛苦，但并非全都如此。记住，经阴道治疗念珠菌感染会损害乳胶成分。

如果 Suzy 没有告诉她的男朋友她的其他性接触史，她可能会觉得很难向男朋友解释为什么她突然想使用屏障避孕工具。但是帮助编造谎言是不明智的。你可以建议她仔细研究一下避孕药说明书，然后让她自己决定目前的情况使用哪种方式。

就她未来的健康而言，她将从有关安全性行为的建议中获益。

参考资料

[1] Sexually transmitted infections in primary care 2013 RCGP and BASHH.
    http://www.bashh.org/documents/Sexually%20Transmitted% 20Infections%20in%20
    Primary%20Care%202013.pdf.
[2] CKS: HIV infection and AIDS.
    http://cks.nice.org.uk/hiv-infection-and aids#!diagnosissub:8.
[3] HIV in Primary Care (2011).
    www.medfash.org.uk.
[4] For patients: NHS Choices.
    http://www.nhs.uk/Livewell/Talkingaboutsex/Pages/Ineedhelpnow.aspx.

25 # 我感觉疲乏无力且头晕
I'm feeling tired and woozy

家庭访视

> **Gladys O'Sullivan，84 岁**
> 退休。目前照料她 85 岁患有严重的风湿性关节炎的丈夫 John O'Sullivan
> 既往史：高血压；甲状腺功能减退症
> 用药史：氨氯地平 5 mg/d，左旋甲状腺素 75 μg/d

Gladys O'Sullivan 预约了今天的门诊。诊室接到她丈夫打来的电话，留言说 O'Sullivan 夫人感觉很累而且还有点意识错乱，你回电话给 O'Sullivan 先生，他说很担心他的妻子。他说他妻子最近几天感觉越来越累，今天她似乎有点迷糊和健忘（这跟她平时不一样）。如果你能去他家访视，他会非常感激。你告诉 O'Sullivan 先生，上午的门诊结束后，你会去拜访他们。

O'Sullivan 夫人在门口迎接你。她还穿着睡衣，没有化妆。这一点也不像她，但她仍能认出你是她的家庭医师。

在病史采集中，你需要抓住哪些关键因素
在这个案例中，关键是以下 2 点。
• 明确问题所在。
• 明确对他们两人产生的影响。

为了能明确问题，你会提出哪些问题
可以从一些开放式的问题开始，给 O'Sullivan 先生和他夫人有机会全面描述发生了什么。通常是一些简略的提问，比如："告诉我发生了什么事？"这样就很好。如果你需要了解更多细节，可能需要进一步问一些封闭式的问题。

有一些细节有必要进行询问。
• 是否有其他症状（如疼痛、气短、尿路症状等）？
• 有发热吗？
• 是否有过跌倒或头部受伤？
• 她的日常生活状态如何？

了解意识错乱的程度是很有用的，可以通过对时间、地点、人物的定位感的方法来评估 O'Sullivan 夫人。

- 时间：今天是星期几？现在是什么季节？
- 地点：我们现在在哪里？哪个城镇？
- 人物：我是谁？

O'Sullivan 先生对他太太行为模式和变化的描述也很重要。

O'Sullivan 夫人说，她感到非常疲倦和"头昏脑涨"。O'Sullivan 先生说她昨晚确实有点发热，晚上起来上了好几次厕所。这可不像她平时那样。她没有跌倒或头部受伤史。O'Sullivan 夫人的认知能力似乎比平时要迟钝。她不知道今天是星期几或是哪个月，但是她知道她现在在家里，她知道你是她的医生。

你将如何评估这个问题对他们产生的影响？写下几个要提问的问题

同样先从一些简单的提问开始。"这种症状对你有什么影响？"这是一个很好的开放式的问题，应该会给你提供很多有用的信息。然而，这里还要明确一些细节。

- "你能照顾好自己吗？"
- "吃饭怎么样？"
- "那洗漱和穿衣呢？"
- "通常家里有人帮你么？"
- "最近几天，有没有任何朋友或家人帮助过你？"

O'Sullivan 夫人的状况对她丈夫的照顾至关重要，他患有严重的风湿性关节炎（rheumatic arthritis，RA），手部严重畸形，不能做饭或准备食物，洗澡和穿衣需要有人帮助。他们在家中通常得不到任何其他人的帮忙。

O'Sullivan 夫人在谈及这几天情况的时候显得很犹豫，她丈夫在一旁解释，他告诉你他们俩这几天都没换下过睡衣，昨天中午他们吃了一些面包和果酱，从那之后，他们只吃了几块饼干。

这时，O'Sullivan 夫人开始哭了起来，显得很羞愧。

你的鉴别诊断是什么

急性意识错乱——鉴别诊断

急性感染

- 尿路感染。

- 肺炎。

- 病毒感染。

- 脑膜炎。

处方药

- 苯二氮䓬类。

- 止痛药，例如吗啡。

有毒物质

- 例如：酒精——急性中毒或戒断反应。

血管性疾病

- 脑血管出血或脑梗死。

- 心力衰竭或心肌缺血。

- 硬膜下出血。

- 蛛网膜下腔出血。

代谢原因

- 组织缺氧。

- 电解质异常，如低钠血症和高钙血症。

- 低血糖或高血糖。

- 肝损伤。

- 肾功能损伤。

内分泌疾病

- 甲状腺功能减退。

- 甲状腺功能亢进。

创伤

- 头部伤。

肿瘤

- 原发性脑部肿瘤。

> 其他
> * 尿潴留。
> * 粪便嵌塞。

接下来你准备进行哪些检查？请罗列出来

在这种情况下，全面的身体检查有助于你对她的精神状态进行评估。

体检结果如下。

* 温度 37.7 ℃。
* 脉搏 88 次 / 分，节律齐。
* 血压 134/69 mmHg。
* 血氧饱和度 98%。
* 血糖 4.8 mmol/L。
* 循环系统：心脏听诊正常，脉搏正常。
* 呼吸频率 14 次 / 分；听诊肺部清晰。
* 腹软，无肌卫。
* 神经——脑神经正常；周围神经系统正常；肌力与反射正常；步态缓慢但平稳。
* 尿常规：白细胞 ++，亚硝酸盐 +。

目前可能的诊断是什么

结合 O'Sullivan 夫人有尿频、轻度意识错乱和疲劳的病史，且伴有低热和尿常规结果，所有这些均提示尿路感染的诊断。

你接下来应该如何处理

你需要考虑如何进行治疗。你需要让他们送检一份中段尿，应用抗生素（如甲氧苄啶 200 mg bid po，7 天），但你也需要考虑他们的安全和医疗福利情况。

O'Sullivan 夫人不想去医院。O'sullivan 先生非常担心他们的处境，不知道该怎么办。

下一步该怎么办

这种情况下，你可以联系当地的快速反应小组（或类同人员）。他们可以安排一整套预案，包括提供用餐和护理的紧急救助场所，并且定期有护士检查病情进展。

你打电话给当地的快速反应小组，2 小时内，护士长就带着一名护理员来了。O'sullivan 夫妇享用了一顿热腾腾的饭菜，并将他们安置在了短期救助场所内提供短期护理。

几天后你再次见到 O'sullivan 夫人，她看上去好多了，并且自我感觉也不错。她很感激你的帮助，很高兴你没有让她住院。

参考资料

[1] CKS/NICE Delerium.
http://cks.nice.org.uk/delirium.

26

我觉得需要测量一下血压
I think I need to get my blood pressure checked

Susan Braithwaite，53 岁

学校教师

既往史：无

用药史：无

Susan Braithwaite 来诊室找你。她不是那种经常来就诊的人。今天 Susan 告诉你她去健身房报名时，健身房工作人员发现她血压很高，让她去看医生。她刚才在护士那测量血压，分别为 166/88 mmHg、169/84 mmHg 和 155/104 mmHg。护士安排了验血，并让她去预约就诊全科医师。Braithwaite 太太对这一切感到非常惊讶，因为她没觉得不舒服。

血液检查结果显示肾功能正常，糖化血红蛋白为 34 mmol/mol（5.3%），总胆固醇为 5.6 mmol/L，HDL/LDL 为 3.0。

你给 Braithwaite 太太测量了 3 次血压。读数分别为 172/104 mmHg、164/95 mmHg 和 164/93 mmHg。

需要询问哪些生活方式？至少写下 4 个

• 吸烟。

• 饮食。

• 锻炼。

• 酒精摄入。

• 精神压力水平。

吸烟、不良饮食习惯、缺乏锻炼、酗酒和精神压力过大都会导致血压升高。

Braithwaite 太太是非裔加勒比海人。她告诉你从十几岁起，她每天要抽 20 支烟。这些年里，她尝试过几次戒烟，但都没有成功。她尽可能健康饮食，多吃水果和蔬菜。她经常散步，但这是一种相当温和的运动，她也希望通过进入健身房加强锻炼。她每周喝 7~10 单位的酒精。虽然她的工作目前比较顺利，但是工作压力很大。

病史采集中，你还需要询问哪些问题

家族史很重要。有高血压、缺血性心脏病、卒中或糖尿病等家族史吗？

Braithwaite 太太告诉你她父亲患有高血压病，在 70 多岁时死于心脏病。她的哥哥患有 2 型糖尿病及高血压病。

现在能明确高血压的诊断吗

NICE 指南建议，如果患者在临床上有 2 或 3 次血压数值 ≥ 140/90 mmHg，应通过下列任一方式确认。

• 家庭血压测量。

• 动态监测（24 小时血压监测）。

你安排 Braithwaite 太太接受 24 小时动态血压监测，等待检查结果。

Braithwaite 太太回来复诊，她动态血压数值与临床血压读数相符。她白天的平均血压是 164/92 mmHg。

诊断是什么

Braithwaite 太太被诊断为新高血压患者，她患有 2 级高血压（表 2.26.1）。

为了 Braithwaite 太太之后的长期健康，正确理解高血压的诊断与危害，是至关重要的。所以，解释清楚非常重要。

表 2.26.1　高血压 1 级和 2 级

高血压 1 级
临床血压数值 ≥ 140/90 mmHg，动态血压平均值 ≥ 135/85 mmHg。评估患者心血管疾病，10 年心血管疾病风险评分大于 20%
高血压 2 级
临床血压 ≥ 160/100 mmHg，并且动态血压平均值 ≥ 150/95 mmHg，或者单纯收缩压升高，收缩压为 160 mmHg 或更高； 予以抗高血压药物治疗

除了应用动态血压和家庭血压，还可以安排做哪些检查

患者体重——本案例为 68 kg，BMI 为 26 kg/m^2。

安排进一步检查以完成风险因子评估和靶器官损伤评估。

• 危险因素评估：糖尿病患者的血脂情况和糖化血红蛋白（本案例中护士已完成）。

• 靶器官损伤评估。

• 心电图。

• 尿素和电解质。

• 尿蛋白试纸——如果检测呈阳性，检测白蛋白/肌酐，这是提示肾功能受损的重要指标。如果这个指标升高，那么患者的血压目标值就要控制得更低。

• 眼底检查。

你如何向 Braithwaite 太太解释高血压这个诊断

以一种你觉得口语化的、清晰的解释方式，避免用医疗术语来解释。例如："你的血压是测量你血管压力的指标。我们知道，如果血压升高，就会对血管造成损伤，并增加一些重要脏器的患病概率，比如心脏、大脑和肾脏。"

在这时最好和患者确认一下，看她是否有疑问。然后你应该继续解释降低血压的原因，比如："我们知道如果你的血压降低了，那么就减少了心脏、大脑和肾脏等脏器被损害的概率。"有必要多练习几种解释方法，找到属于你的方式。

不要低估向患者解释的重要性。高血压病是一种慢性疾病，如果 Braithwaite 太太没能很好地理解就离开，她不太可能坚持任何治疗。通常情况下，患者健康信息宣教单是很有帮助的，或者你可以向她推荐像英国心脏基金会这样的网站。

应该采取哪些治疗

• 健康生活方式建议。

• 降压药物治疗。

• 考虑应用他汀类药物。

生活方式

最重要的是戒烟，这一点值得强调。吸烟是心血管疾病的主要危险因素。高血压患者吸烟会成倍地增加患心血管疾病的风险。提高锻炼水平（例如，每次 30~60 分钟，每周 3~5 次）对她有益。她可以放心加入健身房，但你应该告知她循序渐进提升锻炼水平。护士会提供戒烟指导，这有助于增加她戒烟成功的机会。她的体重指数 26 kg/m^2 也有点高，你应该和她一起讨论一下，通过饮食和锻炼来降低体重，这样可以进一步改善血压。

抗高血压药物

她诊断为高血压 2 级，服用抗高血压药物会对她有好处。你应该参考 NICE

指南选择降压药物。

指南建议 55 岁或以上的患者，以及有非洲或加勒比海黑种人血统的患者（任何年龄），首选钙离子通道阻滞剂，如氨氯地平 5 mg。Braithwaite 太太属于非裔加勒比海人。目标血压是 140/90 mmHg。

降压药物的选择

• 年龄在 55 岁以下，不属于加勒比裔或者非洲后裔，选择血管紧张素转化酶抑制剂（ACE 抑制剂）。

• 年龄在 55 岁及以上的患者，或有非裔、加勒比海裔黑种人血统（任何年龄）选择钙离子通道阻滞剂。

• 如果不能耐受或有心脏衰竭，选择应用噻嗪类利尿剂，例如，苄氟噻嗪，每天 2.5 mg。

是否应用胆固醇合成酶抑制剂

如果她 10 年的心血管疾病风险 >20%，她将受益于胆固醇合成酶抑制剂（如阿托伐他汀每天 20 mg）治疗。用计算工具计算她的心血管疾病风险，如 QRisk（qrisk.org）。这些参数包括患者的年龄、性别、体重指数、吸烟状况、糖尿病状况及胆固醇值计算罹患心血管疾病 10 年的风险。需要注意的是，你应该用患者最新参数去评估。根据最近护士采集的数据，她的 10 年心血管疾病风险为 6.7%。因此她目前不需要应用他汀类药物。

在就诊结束时，Braithwaite 太太同意和护士谈谈她的吸烟问题，并带着 5 mg 氨氯地平的处方离开。1 个月后复诊，并测量血压。

参考资料

[1] NICE (2011a) Hypertension. Clinical management of primary hypertension in adults (NICE guideline). Clinical guidance 127. National Institute for Health and Care Excellence. www.nice.org.uk.

[2] online CV risk calculator. www.qrisk.org.

27 好吧，我怀孕了
Well, I'm pregnant

Elena Marcovich，24 岁

保姆 / 保育员

既往史：8 个月前终止妊娠；十几岁时患有髌骨软骨软化症

用药史：无

Elena Marcovich 昨天做了妊娠检查，结果呈阳性，她说她想"处理掉它"。她是一个住家保姆，没有自己的住处，她说她现在不能有孩子。

她以前服用避孕药，但经常忘记服用，所以去年有过意外怀孕。现在她和男友一直有使用避孕套，但她还是怀孕了。

你现在想从 Elena 那里知道什么？写下至少 2 个问题

• 询问她的末次月经时间和她正常月经周期的详细信息，以确定她的孕周。

• 了解她的上一次终止妊娠的相关信息：何时、如何进行以及是否有后遗症。令人惊讶的是，她当时并没有应用一种有效的避孕方法。也许这件事讨论得不是时候，也许她没有认真对待这件事。运用平和的语气询问可能会让问诊变得清晰易懂。

• 探究她为什么想要终止妊娠。她和男朋友的感情不稳定吗？ ▶ 是由于压力吗？她可能是因强奸或与雇主发生性关系而怀孕的。终止妊娠的要求不应该遭到拒绝，但应借机查明是否含有任何胁迫或暴力行为。需要使用一些不带偏见的语句，比如："你能告诉我你为什么想要堕胎吗？"这可能会解开疑惑。重要的是，你还必须确定终止妊娠是否符合堕胎法。

• 询问她："你男朋友怎么想？"虽然女性可以在没有伴侣同意的情况下终止妊娠，然而伴侣的知情、参与有助于她做决定。她需要自己做出决定，全科医师的工作是帮助她知晓所有的选择，并做出最不可能后悔的那个决定。

按照 Elena 的末次月经推算，她已经妊娠 5 周了。她的月经周期很规律，5/29，月经量很大。她上一次终止妊娠是 NHS 诊所做的吸引术。术后她服用了一阵子的口服避孕药，然后就停服了。她"大概"有一个固定的男朋友。他支持她堕胎，而她本人对堕胎"毫无疑问"。她说，她当然喜欢孩子，但是现在要孩子是个错误的决定，她无法抚养这个孩子，还觉得自己会失业。她的雇主就是个单身母亲。

1967 年堕胎法摘要

如果出现以下情况，允许在妊娠 24 周前终止妊娠。

- 孕妇存在生命危险，终止妊娠可以降低危险。
- 堕胎可以降低对其身心健康的风险。
- 堕胎可以降低现有子女的身心健康风险。
- 如果胎儿有严重的精神或身体残疾风险。

随着新生儿医学的进步，是否将终止妊娠的上限从 24 周降低到 22 周甚至 20 周一直是争论的焦点。请注意，如果为挽救妇女生命而终止妊娠，或为避免母亲的身心健康遭受严重永久性伤害的风险，或如果存在"重大风险"，即如果孩子出生，其身体或心理异常至严重残疾，则没有限制。

► 如果不符合这些条件，那么根据 1861 年《侵害人身罪法》，堕胎仍然是刑事犯罪。

她问，她能不能吃"堕胎药"。

她是否适合药物终止妊娠

适合。药物流产现在被认为适用于妊娠的任何阶段。

药物终止妊娠

在英国，超过一半的终止妊娠是通过药物，而不是通过吸引术。

药物流产：米非司酮＋前列腺素方案，米非司酮 200 mg 口服，36~48 小时后米索前列醇 800 μg 经阴道塞入、口腔或舌下含服给药。4 小时后可能需要重复服用米索前列醇（通常为 400 μg，但剂量随妊娠期而变化）。

该方案安全有效（其失败率为 6‰，而手术终止妊娠失败率为 2‰），并被认为对未来妊娠没有不良影响。

明智的方法是给那个女人"喘息的空间"，现在仅仅妊娠 5 周，还有时间可以考虑。你问她是否愿意再考虑一下，等到明天或后天再来见你。但她说不，她已经下定决心了。因此，你同意将她转诊终止妊娠。

在终止妊娠前，她应该做哪几项检查

• 应确定是否为宫内妊娠，因此需要进行阴超检查。

• 你需要知道她是否是 Rh 阴性血型。

• 她应该做衣原体检查。

你不需要自己做这些测试。在你的转诊记录中，提供你所掌握的一切信息，并说明你做过或没有做过哪些检查。

在 Elena 离开你的诊室之前，你还必须了解哪两个方面

• 和她讨论未来避孕方法的选择。

• 提醒她在终止妊娠后可能会感到悲伤或后悔。

表 2.27.1　长效可逆避孕方法

方法	失败率	维持时间	流产后应用	注意事项
依托孕烯皮下植入剂	3 年 <0.1%	3 年	可以在终止妊娠后立即使用	常见不规则出血
左炔诺孕酮宫内释放系统	1 年 0.1%	5 年（曼月乐，mirena）3 年（jaydess 节育环，剂量较低）	终止妊娠 3 个月后可立即使用	可能需要 7 天见效减少月经量常引起闭经
积存注射醋酸甲羟孕酮或炔诺酮庚酸酯	1 年 0.3%	12 周（甲羟孕酮）；8 周（炔诺酮）	可以在终止妊娠后立即使用	需要 7 天才能生效常见不规则出血
非激素的含铜宫内节育器	1 年 0.6%	5~10 年	终止妊娠 3 个月后可立即使用	大出血 +/- 可能出现痛经

Elena 可能正处于生育高峰期，但还没有找到适合自己的避孕方式。她可能想继续使用避孕套来预防性传播疾病，但即使再小心谨慎，其失败率也将达 2%。

Elena 承认自己不规律服用避孕药，所以长效可逆避孕（long-acting reversible contraception，LARC）可能更合适。鉴于她的月经量大，她可能更倾向宫内节育器，也可能不喜欢皮下植入和积存注射，但最终的选择由她来做。

确保你在转诊记录上记录下她的选择（如果有的话）。即使其他医师对她进行了终止妊娠，她也应该来你这复诊随访。

LARC（长效可逆避孕）

所有的长效可逆避孕方式都是经济有效的，1 年的失败率低于 1%。根据一些数据，使用 1 年比口服避孕药便宜。肥胖并不是 LARC 的禁忌，除非有明确的心血管疾病或其他严重问题。

虽然你自己可能不能提供表 2.27.1 中的所有选项，但你应该了解这些选项，以便能够告知患者并提供完整的选择。

参考资料

[1] GMC: Personal beliefs and medical practice (2013).
     http://www.gmc-uk.org/guidance/ethical_guidance/21171.asp.
[2] NICE guideline: Long-acting reversible contraception CG30.
     http://www.nice.org.uk/Guidance/CG30.
[3] FPA: your guide to contraception.
     http://www.fpa.org.uk/contraception-help/your-guide-contraception.

你也可以尝试阅读本部分第 39 个专题 "我不想休假时来例假"。

28 我感觉喘不过气
I've been feeling short of breath

Mary McArthur，63 岁

退休

既往吸烟史（20 支 / 天）——3 年前戒烟

既往史：中度慢性阻塞性肺疾病

用药史：沙丁胺醇 100 μg 每天 1 次，每次 2 喷，吸入

沙美特罗 50 μg 每天 2 次，每次 1 喷，吸入

最近肺活量测定：FEV_1 62%；FEV_1/FVC: 64%

McArthur 太太今天来看你的急诊，你把她从候诊室请进了诊室，她看上去跟平常不一样，当她坐下的时候，你可以听到她在大声喘气。你给她一点时间喘口气，然后问能为她做些什么。

McArthur 太太说这几天她感觉越来越不舒服。刚开始是感冒咳嗽，这两天她感觉活动后气促逐渐加重。她以前能四处走动，往返于家和商店之间没有任何问题，但这两天，她发现只要走一小段路就开始觉得喘不过气来，必须休息一下。甚至她刚才在诊室走廊里都感觉气喘吁吁。另外，她有浓绿色的痰。

目前最可能的诊断是什么

McArthur 太太有可能是慢性阻塞性肺疾病，急性感染加重。

为明确诊断，你还应该提出哪些问题

为了排除其他心脏或者呼吸疾病导致的气促，你应该了解有无胸痛情况。心肌缺血多表现为活动后或者静息状态心前区压榨样疼痛，肺栓塞可表现为吸气时胸痛。你应该问她有无发热情况，如果有，要考虑细菌感染。问清楚她平时痰液的性状，痰液性状的改变提示细菌感染可能。

McArthur 太太没有其他症状。没有胸痛，虽然刚发病时有点发热，但现在体温已经正常了。

你还应该询问哪些以确保她的安全

了解她是如何应对现有症状的，以及病情恶化对她的影响。如果她无法应对，或者她没有亲属陪伴，则她有入院指征（见框"何时考虑住院治疗"）。

McArthur 太太告诉你她还能应付得过来。Michael 目前正在商店购物，他平时一直在照料她，她的女儿 Jane 一家就住在街角处，每天晚上下班后会来看望她。

你应该为她做哪些体格检查及简单检查项目

McArthur 太太应该做呼吸和心血管系统相关体格检查，包括她的生命体征，你也应该测量氧饱和度。

- 脉搏正常，88 次 / 分。
- 体温 36.7 ℃。
- 血压 138/83 mmHg。
- 氧饱和度为 94%。

体检时，她的胸部一直在起伏喘气，无外伤及胸腔积液的体征。心音正常，无水肿。

诊断是什么

McArthur 太太被明确诊断为慢性阻塞性肺疾病，急性加重期。

她应该在家里治疗还是应该收治入院

尽管她被气促症状所困扰，但她的病史和体格检查结果提示情况并没有恶化到需要入院（参见框内内容）。她可以在家接受治疗，另外她本人也非常不愿意去医院，她讨厌医院。

何时考虑住院治疗

如有下列情况，可考虑入院治疗。

- 严重呼吸困难，发病迅速，神志不清，发绀，周围水肿加重或出现意识障碍。
- 患者无法应对或独自生活。
- 患者一般情况很差或正在恶化（卧床或长期氧疗）。
- 严重的并发症（尤其是心脏问题或者 1 型糖尿病）。
- 血氧饱和度下降（低于 90%）。

（引自 CKS NICE COPD）

你应该采取哪些措施

• 最大限度应用吸入治疗。McArthur 太太应该在接下来的几天里，逐渐习惯定期使用沙丁胺醇吸入器，每天 4 次，每次 2 喷。

• 类固醇药物。因为她日常活动时有气促，应给予口服泼尼松龙，每天 30 mg，应用 7~14 天。

• 抗生素。如果咳痰加重或出现细菌性肺炎的迹象，应用阿莫西林，每天 3 次，每次 500 mg（参考指南）。

COPD 是一个持续存在的疾病，还有哪些健康促进管理措施

她应该接种一次性肺炎疫苗和每年一次的流感疫苗。

你也应该考虑提供慢性肺部康复服务。这是一个基于锻炼的项目，对 COPD 患者很有用。它针对有持续肺功能损害的慢性阻塞性肺疾病患者。McArthur 太太很可能已经需要相关康复服务了。

> **小贴士**
>
> 原则上，在全科诊疗中，不仅要关注急性期的临床表现，而且还要考虑以下两方面。
> • 慢病管理（在本例中是慢性阻塞性肺疾病护理）。
> • 适当的健康促进。

你应该采取哪些安全保障措施

这里我们需要考虑两方面。

• 症状加重时的进一步诊疗。

• 症状无缓解，考虑其他诊断的可能。

若出现第一种情况，呼吸越来越急促，生活无法应对，或者感觉越来越不舒服，你应该建议她立即联系医生。

若症状持续，在治疗结束后，她仍然感到呼吸急促，要对她进行重新评估。同样，如果她在 3 周后还在咳嗽，需要做胸部 X 线检查以排除恶性肿瘤。

COPD 的诊断

若符合下述"COPD 诊断标准"中的临床表现，需要考虑诊断为慢性阻塞性肺疾病。

COPD 诊断标准

符合以下情况可做出 COPD 诊断。

• 年龄 >35 岁。

• 存在危险因素 (吸烟者、既往吸烟者或职业暴露)。

• 典型症状：劳力性呼吸困难、慢性咳嗽、咳痰，在冬天经常出现支气管炎和喘息症状。

• 缺乏哮喘的临床特征。

• 经支气管扩张试验后证实存在气流阻塞。

• $FEV_1/FVC<0.7$。

诊断需要肺功能试验确定，FEV_1/FVC 在诊断方面很重要，FEV_1 实测值与预测值的百分比用于评估疾病严重程度。

McArthur 太太为中度慢性阻塞性肺疾病，FEV_1 为预测值的 62%。

慢性阻塞性肺疾病的严重程度与 FEV_1 的关系

Ⅰ级——轻度：FEV_1 为预测值的 80% 或更高 (必须出现症状)。

Ⅱ级——中度：FEV_1 为预测值的 50%~79%。

Ⅲ级——重度：FEV_1 为预测值的 30%~49%。

Ⅳ级——极重度：$FEV_1<$ 预测值的 30%。

参考资料

[1] CKS/NICE Chronic Obstructive Pulmonary Disease.
http://cks.nice.org.uk/chronic-obstructive-pulmonary-disease.

她不停地咳嗽
She's coughing non-stop

Josie West，3 岁

既往史：哮吼

用药史：无

Josie 的母亲说，Josie 已经咳嗽 3 周了，晚上更严重，这让她感到"累坏了"。除此之外，Josie 的身体很好，进食正常，也没有其他上呼吸道感染症状。最近，West 太太试着给他服用一些止咳糖浆，但没有效果。

Josie 是独生子女，就读于 Montessori 学校。定期规律进行免疫接种。无哮喘家族史。

你最先想到的诊断是什么？写下至少 4 种可能性

• 急性上呼吸道感染是儿童咳嗽最常见的原因，但 Josie 没有其他上呼吸道感染症状。

• 大约 15% 的儿童受哮喘影响，可能很严重，甚至致命。通常无喘息症状。

• 吸入异物会引起继发性感染。

• Josie 的身体状况良好，肺炎不大可能。

• 尽管接种了疫苗，仍有 5% 的儿童可能发生百日咳，百日咳患儿通常表现为阵发性咳嗽。

• 由于 b 型流感嗜血杆菌（Hib）疫苗的接种，会厌炎目前在儿童中很少见。

从目前的病史来看，急性上呼吸道感染或哮喘是最有可能的，但是千万别漏掉异物吸入，问问▶是否有窒息史或▶起病时咳嗽是否剧烈。

你为 Josie 进行体检，她稍微有点咳嗽，体温正常，呼吸 25 次 / 分，没有喘鸣，没有肋间肌凹陷，但用听诊器你可以听到双侧轻微的喘息。她的咽喉部检查正常。生长发育看起来与年龄相符，身高为 P_{50}，体重略低于 P_{50}，脉搏血氧饱和度为 98%。

关键点

当你接诊一名儿童时，你要问自己："这个孩子确实得病了吗？"

接下来你还能问些什么有用的问题呢？写下至少 3 个

- "Josie 经常喘息吗？"如果有必要，描述一下喘息的声音听起来像什么。
- "她在跑步或做其他运动时，或者笑的时候有咳嗽或喘息吗？"
- "她对什么过敏吗？"还可以问问花粉或者家中其他的过敏原。
- "你家里有人抽烟吗？"甚至在另一个房间抽烟都会影响孩子，因为烟会附着在衣服和软家具上。也问问其他照顾 Josie 的人。
- "家里有宠物吗？"动物是最常见的过敏性哮喘诱因。
- "最近有什么变化吗？"过敏原可以持续 18 个月或更长时间，所以搬家导致过敏也是可能的，甚至你还可能发现导致过敏的压力因素。

West 太太偶尔听到 Josie 在公园跑步时气喘吁吁的声音。家中没有人抽烟。West 太太患了严重的花粉症，但在直系亲属中没有发现其他过敏情况。家中没有养宠物，自从 Josie 出生以来没有搬过家。

目前考虑的诊断是什么？你该如何告知患儿的妈妈

最有可能是哮喘，也可能是急性上呼吸道感染。你告诉她妈妈，可能是哮喘，也有可能只是病毒感染。

关键点

英国是世界上儿童哮喘发病率最高的国家之一。目前英国约有 110 万哮喘患儿在接受治疗。

全国哮喘死亡回顾（2014 年）发现幼儿及青少年的整体护理水平是不够的。有一半的死亡病例是儿童，这远远低于预期。每一位医师诊治哮喘患儿时都需要保持临床标准。

你现在该如何处理

你可以选择继续观察，过几天再去随访，或者给予她一种支气管扩张剂。你决定开药物处方。

写下你的处方

沙丁胺醇定量吸入器（metered dose inhaler，MDI；图 2.29.1），1 天可以使用 4 次。包括有一个间隔装置，比如 Aerochamber 雾化器，中等大小，比如 Volumatic 喷雾，体积较大。3 岁的 Josie 应该学会戴口罩了，你可以尝试给她面

计量吸入器
仅儿童使用时需与间隔器一起使用

带间隔器的计量吸入器——5 岁以下
儿童使用

带间隔器的计量吸入器——婴儿用

干粉吸入器——5 岁以上使用（呼吸
活化吸入剂）
吸入性类固醇最好由带间隔器的计量
吸入器使用——5~15 岁的儿童和少年

图 2.29.1　部分吸入装置

罩，看她是否能适应。

Josie 将如何学习使用吸入器

即使是有哮喘患儿的家庭，也不要认为父母都知道如何正确操作吸入器。最好是你或者你的执业护士教 Josie 如何使用吸入器和间隔器。药剂师也可以教她。1~2 天后让 Josie 和她妈妈去护士那里检查使用方法是否正确。

Josie 10 天后回诊室来见你。她正在使用吸入器，1 天 2 次。她妈妈说她不再咳嗽了。她妈妈也很关注她在学校里的情况，现在她跑步时没有气喘情况。

接下来你要做什么

你可以告诉 Josie 母亲，哮喘诊断明确，可能是轻度的，但家庭仍然需要知道关于哮喘的知识。给予一份管理计划，可以参考英国哮喘慈善机构相关内容，计划内详述 Josie 应该做些什么，并列出了哮喘恶化的可能症状。

考虑是否需要添加常规剂量的吸入药物作为预防治疗，吸入皮质类固醇的形式 200~400 μg/d，每天 2 次，根据英国胸科协会的指南（图 2.29.2 和图 2.29.3），这将是下一步的管理内容。但是 Josie 才刚刚诊断为哮喘，所以你可以给她一些必要时服用的"缓解剂"，2~3 个月后进行复查。

Josie 和她妈妈 2 个月后来复诊。Josie 每天需要吸入 1 次药物治疗，有时 1 天 2 次。你提出应用常规剂量的类固醇作为"预防剂"，但 West 夫人并不是很情愿。

第4阶段	转诊至呼吸儿科医师。
第3阶段	年龄 2~5 岁：如果已经吸入类固醇 200~400 mg/d，考虑添加白三烯受体拮抗剂；如果已经使用白三烯受体拮抗剂，可考虑每天增加 200~400 mg 吸入类固醇。 2 岁以下有持续症状的射频消融术患者：转诊（第4阶段）。
第2阶段	应用常规药物预防，按疾病严重程度，选择适量皮质类固醇（如 200~400 mg/d）。 如不能使用吸入性类固醇，可考虑应用白三烯受体拮抗剂。
第1阶段	间歇性症状的轻度哮喘：根据需要吸入短效 β 受体激动剂（通常为沙丁胺醇）。

记住，在条件允许的情况下，降阶治疗。
（改编自 2014 年 BTS/SIGN 指南）

图 2.29.2　5 岁以下儿童哮喘的逐步治疗。改编自 2014 年 BTS/SIGN 指南

第5阶段	应用最低剂量口服类固醇药物控制病情 维持高剂量吸入类固醇 800 mg/d 转诊至呼吸儿科医师
第4阶段	持续控制不良：吸入皮质类固醇增加至 800 mg/d
第3阶段	添加吸入长效 β 激动剂（long-acting beta agonist，LABA） 评估哮喘控制： 对 LABA 反应良好——继续 LABA 治疗 部分有效，但控制不足——继续 LABA 和增加吸入类固醇到 400 mg/d 对 LABA 没有效果——停止 LABA 和增加吸入类固醇到 400 mg/d。如果仍控制不佳，尝试其他药物，如白三烯受体拮抗剂或茶碱类药物
第2阶段	添加吸入式常规预防药物：皮质类固醇 200~400 mg/d，剂量与疾病严重程度相适应 对于大多数儿童来说，200 mg 是合适的起始剂量 如果吸入类固醇不能使用，请使用另一种预防药物
第1阶段	间歇性症状的轻度哮喘：根据需要吸入短效 β 激动剂（通常为沙丁胺醇）

记住，在条件允许的情况下，降阶治疗。
（改编自 2014 年 BTS/SIGN 指南）

图 2.29.3　5~12 岁哮喘患儿的阶梯化治疗策略。改编自 2014 年 BTS/SIGN 指南

你应如何解释来打消她的顾虑呢

找出她到底在担心什么。有人会把类固醇吸入器与蛋白同化甾类混淆。家长也可能因为担心感染、体重增加或生长不良而持反对态度。你可以告知 West 夫人，未经治疗或治疗不佳的哮喘比类固醇更有可能导致儿童生长不良。有很多减少类固醇副作用的方法：使用间隔装置；吸入后立即刷牙或漱口。

告诉 West 夫人，你会随访 Josie，根据她的情况，将来会有机会减少用药。另外，英国哮喘协会也可以提供患儿家人与护理人员一些帮助。

参考资料

[1] CKS/NICE Asthma.
http://cks.nice.org.uk/asthma#!topicsummary.
[2] BTS/SIGN guidelines on asthma (last update 2014).
www.brit-thoracic.org.uk/document-library/clinical-information/asthma/btssign-asthma-guideline-quick-reference-guide-2014/.
[3] Asthma UK: information on asthma for families; asthma action plan.
www.asthma.org.uk.

30 我很担心我的记性
I'm worried about my memory

Joan Watts，81 岁

退休

既往史：食管裂孔疝；腹腔镜胆囊切除术

用药史：奥美拉唑 20 mg qd po

Joan Watts 和 Harry Watts 已注册签约你的诊所多年。总的来说，他们都很健康。你上次见到 Joan 是在 1 年多前。她最近来找过护士，为她每年的流感疫苗注射。Joan 和 Harry 总相伴而来，今天也是如此，他们坐在你的诊室里，你询问 Joan 有什么不舒服。Joan 说："我很担心我的记忆力。"你给 Joan 一点时间陈述，她说近 1 年左右的时间她发现自己记东西越来越困难。她总是记不住名字和日期，常常忘了自己进了房间要做什么。她说："医生，我真的很担心。"

接下来你可以问哪些问题（接下来你想问什么）

你有两个选择。第一个选择是进一步了解她所担心的事，第二个是探究记忆力减退原因。你选择接下来问她："你在担心什么，Joan？"

Joan 说，她担心她可能会得痴呆症。她在报纸上读到过，她有一个朋友就患有这种疾病，她担心自己最终会像他们一样成为 Harry 的负担。

你希望进一步探究记忆力减退原因。你想问什么

你可以问以下问题。

• "你有什么困扰吗？"方向感丢失、迷路和理解困难都是痴呆症的临床特征。

• "你最近心情如何？"压力和抑郁都可以影响记忆力。

• "是否有其他症状，比如说运动障碍？"有些神经系统疾病可以表现为痴呆，例如帕金森病。

• "这对你的生活有什么影响？"评估其对他们夫妇生活的影响至关重要。

• "你还开车吗？会影响你的驾驶安全吗？"这可能引起安全问题。

这些问题可以让你发现痴呆症的一些关键特征。请注意，这些问题具有非常大的开放性，尽量让患者拓展描述和详述细节。

开放性与封闭性提问

开放性提问在病史采集开始阶段是非常有用的，可以给患者更多的空间提供重要的信息。如上述提问，这影响到你的生活了吗。这个问题能够让患者说出她生活中可能受到影响的任何方面，例如她的人际关系、生活自理能力、行为能力等。

而若需要了解具体细节，封闭性问题是非常有效的。一般来说，在病史采集的后期会更加有用，比如你想明确一个特定的诊断（比如，胸痛的特征是什么），排除危险信号（比如，便血时间有多久了），亦或者想了解患者有无安全隐患，在这种情况下就会详细地询问她的驾驶情况。

使用开放性提问为主，然后转向少数几个适当的封闭性问题，这样有助于全科医师以一种高效的方式获取大量信息。

小贴士
医学生应仔细观察全科医师在问诊过程如何应用开放性提问及封闭性提问。

Joan 告诉你近期购物很艰难，主要是她一直忘了买什么，或忘带了她的购物清单或是忘带钱，为此她非常苦恼。她从不开车。

你也应该了解她的行为举止。你该如何去做

简单地询问 Joan 的行为举止是非常有必要的，并且应该让 Harry 一同参与，因为若是 Joan 自己没有太多的补充，那么 Harry 可以接着补充，毕竟 Joan 在过去的 1 年里与以往有所不同。Harry 说她比以前多疑，特别是在晚上。Joan 不喜欢 Harry 频繁地去商店，尽管如此，等 Harry 回来后，Joan 会详细询问 Harry 的行踪。

你应该为她做哪些检查

你应该检查她的脉搏和血压，并做一个简单的记忆评估测试，如 6-CIT 或 GPCOG 评估量表。这些公认的痴呆筛查工具，包括询问患者的一些具体问题，汇总成一个得分，有助于提示患者痴呆的可能性。

Joan 的血压是 135/68 mmHg，脉搏是 78 次 / 分，节律规整。她的 6-CIT 评分是 14 分，这表明她可能患有痴呆。

痴呆的特点

认知障碍：

- 记忆问题。
- 缺乏沟通理解能力。
- 方向辨别障碍。

行为的变化：

- 退缩。
- 抑郁、焦虑、激越。
- 恐惧、多疑。
- 烦躁不安。
- 情感迟钝。
- 睡眠障碍。

日常生活困扰：

- 迷路。
- 服药困惑。
- 自我忽视。
- 生活不能自理。
- 把东西遗忘家中。

如果继发于神经系统疾病，可表现为步态紊乱等特征。

6 项认知障碍测试（6-CIT）

问："今年是哪一年？"

不正确得 4 分。

问："现在是几月份？"

不正确得 3 分。

说："跟我重复一遍，李强 / 赵立 /42/ 庙前街 / 连云港。"

问："现在几点了？"

如果误差超过 1 小时，则得 3 分。

问："从 20 倒数到 1。"

如果有 1 个错误得 2 分；如果有 2 个或更多的错误，得 4 分。

问："把一年中的月份倒过来说。"

如果有 1 个错误得 2 分；如果有 2 个或更多的错误，得 4 分。

问："重复前面要求的地址短语。"

每个错误得 2 分；5 次失误最多得 10 分。

总分为 8 分或 8 分以上表明患有痴呆。

（引自 cks.nice.org.uk/dementia）

公认的痴呆症筛查工具

• 6-CIT（6 项认知障碍测试）。

• GPCOG（全科医师认知评估）。

（引自 http://www.gpcog.com.au/）

• Mini-Cog（简易智力状态评估量表）。

• MIS（记忆力损害筛查量表）。

• MMSE（简易精神状态检查）。

可能的诊断是什么

这很可能是痴呆的首发临床表现，但这一疾病的确诊应该由专科门诊来做出。CT 扫描可以帮助我们确诊。Joan 也需要做血液测试进一步明确或排除病因。血液检查某些异常的结果可能是导致痴呆的原因。

你告诉 Joan，测试结果确实表明她有记忆障碍，很可能是痴呆。向她解释这类疾病是由大脑工作能力减弱，从而导致记忆和思维过程出现问题。原因可能有很多，在让她去专科诊所就诊确诊之前，你仍需立即安排检查进一步明确诊断。

接下来，你应该安排哪些检查

你应该安排下框中的检查：全科医师对于痴呆的检查，包括血液、尿液分析，如果有呼吸症状，还要做胸部 X 线检查。

你安排了血液检查，预约他们 3 周后再来诊所。正如向 Joan 解释的那样，当结果出来的时候，很可能会建议她去专科门诊确诊是否为痴呆。

Joan 和 Harry 感谢你今天能抽出时间来。你还看到 Harry 离开时双眼泛着泪光。

全科医师对于痴呆的检查

- 全血计数。
- 尿素和电解质。
- 血钙。
- 肝功能。
- 甲状腺功能检测。
- 糖化血红蛋白。
- B_{12} 和叶酸水平。

同时也要考虑：

- 艾滋病病毒和梅毒血清学。
- 中段尿化验。
- 如怀疑有呼吸或心血管疾病，可做胸片或心电图检查。
- 头颅 CT 检查将在专科诊所进行。

痴呆患者管理要点

有些问题应该在病程中主动提出。

- 药物治疗，如多奈哌齐（在专科门诊根据测试结果而定）。
- 老年痴呆症护理支持（例如实用的建议、提示和一般支持）。
- 护理人员对 Harry 先生的支持。
- 居家护理（通过社区服务）。
- 法律问题（如授权书、遗嘱、事先说明等）。在 the Age UK website 上有很多有用的信息可供查阅。
- 药箱的注意事项。

参考资料

[1] Age UK charity.
www.ageuk.org.uk.
[2] CKS/NICE Dementia.
www.cks.nice.org.uk/dementia.

医生，我胸口痛
I've got this pain in my chest, Doctor

Karim Maliq，58 岁

出租车司机

既往史：2 型糖尿病；高血压病；胃酸反流；否认吸烟

用药史：二甲双胍 1 g bid po；格列齐特 80 mg qd po；辛伐他汀 40 mg qd po；雷米普利 10 mg qd po；奥美拉唑 20 mg qd po

化验结果：糖化血红蛋白为 74 mmol/mol（8.9%），总胆固醇为 4.8 mmol/L

Maliq 先生今天和他的妻子一起来看急诊。他来自南亚（巴基斯坦），过去的 18 年一直生活在英国。自从 3 年前他在你的诊室注册签约以来，一直彬彬有礼，积极配合治疗。最近一次糖化血红蛋白检查是在 1 年前，为 8.9%，当时你给他加用格列齐特治疗，准备在 3 个月后随访糖化血红蛋白。但是他没能按时随访，这是自上次调整药物以后，你第一次见到他。

招呼他进入诊室后，问他："我有什么能帮忙的吗？"

Maliq 先生告诉你，昨晚他出现胸痛症状，他非常担心。在凌晨 5 点时，他痛醒了，感觉很不舒服，Maliq 太太想叫救护车紧急送医，但是 Maliq 还是希望早上来你诊所就诊。

你想问他关于胸痛的哪些问题呢

你需要对胸痛症状有个清晰的认识，一些开放性的问题，比如"告诉我有关胸痛的情况"将会是一个很好的开始。Maliq 先生很可能会在没有太多提示的情况下给你提供很多重要的信息。但是为了更好地补充病史，一些封闭性的提问也至关重要。SOCRATES 问诊法是一个很好的问诊模式。

了解既往有无胸痛发作情况是很重要的。

Maliq 先生自诉早上 5 点痛醒时，为心前区压榨样疼痛伴一过性冷汗，向左肩放射。1 小时后疼痛缓解，程度从 9 分缓解至 4 分左右。他尝试服用胃药（盖胃平）治疗，但没有效果。压榨样胸痛持续了整个上午。

SOCRATES 疼痛评估

Site（部位）——胸痛位置在哪里？

Onset（发作情况）——胸痛如何发生，是突发的还是逐渐加重的？

Character（性质）——胸痛的性质如何？

Radiation（放射情况）——胸痛是否有放射性？

Associations（伴随症状）——有无伴随症状？

Time course（时间进程）——胸痛发作有无规律？

Exacerbating/relieving factors（加重/缓解因素）——有无加重或缓解因素？

Severity（严重程度）——如果 1~10 分代表胸痛程度，你的胸痛是多少分？

最可能的诊断是什么

Maliq 先生的胸痛很可能是心肌缺血引起的，可能是心肌梗死或者不稳定型心绞痛。

哪些临床表现支持心肌缺血

- Site（部位）——心前区。
- Onset（发作情况）——突发性。
- Character（性质）——压榨样。
- Radiation（放射情况）——向左肩放射（但并不总是这样）。
- Associations（伴随症状）——出冷汗。
- Severity（严重程度）——胸痛发作严重，需要考虑心肌梗死。

危险因素：2 型糖尿病，高血压病。

缺血性心脏病的危险因素

- 吸烟。
- 2 型糖尿病。
- 高血压病。
- 高胆固醇血症。
- 家族史。
- 肥胖。

下一步需要做哪些检查

你需要为他做心血管及呼吸系统检查，做血氧饱和度检查也非常重要。

心脏听诊无异常，心率 68 次 / 分，心律齐，无额外心音及杂音。血压为 114/76 mmHg，双肺呼吸音清，未吸氧情况下血氧饱和度为 98%。

心脏体检正常能排除缺血性心脏病（ischaemic heart disease，IHD）吗

不能排除。虽然他的心律无异常，但在缺血性心脏病中，患者的心血管系统体检正常也是很常见的。

你应该如何紧急处理患者

他有缺血性心脏病急性发作的临床表现，很可能是心肌梗死，需要紧急处理。

你应该立即联系救护车转运患者至医院。给予患者 300 mg 阿司匹林口服（记录在病史中），可以给予患者止痛治疗，像使用硝酸甘油喷雾剂或者阿片类药物，例如静脉注射 2.5~5 mg 吗啡。

在此期间，保证 Maliq 先生始终了解他正被进行何种治疗，向他解释目前可能的诊断以及你在认真对待。

如何呼叫救护车

诊所会记录本地救护车服务电话。如果你找不到该号码，拨 999 就可以了。

接线员会记录详细信息（如患者姓名和位置），并会询问一些问题，以确定紧急情况的程度以及患者是否有生命危险。像 Maliq 先生这样的情况，会立即安排一辆救护车前来。接线员会给你此患者的编码，你应该把这个编码记在他的病历上。

你需要给患者吸氧吗

不，如果患者的氧饱和度为 >94%，则不需要给予吸氧治疗。7 分钟后救护车到了，医护人员将 Maliq 先生扶上救护车，并带着他和妻子去了最近的急诊室。

之后你收到来自医院的信息，证实了你的怀疑。Maliq 先生被确诊患有心肌梗死，接受了急诊介入血管成形和支架术。

Maliq 先生出院几天后，Maliq 太太寄来了卡片，感谢你的紧急处理，挽救

了她丈夫的生命。

有何不足之处

很不幸，Maliq 先生没有能够控制好糖化血红蛋白，他也没有按时进行随访。这个病例告诉我们控制糖化血红蛋白的重要性（糖化血红蛋白升高会增加患者出现心肌梗死的概率）。同时也让我们思考以下问题。

• 如何教育和告知患者控制相关指标和定期随访。最重要的是让患者对自己的病情深入了解，了解病情预后与治疗的益处，只有当患者理解并在他力所能及时，他们才会遵循计划。也应积极鼓励患者家属参与患者的诊疗讨论。

• 建立随访系统，搜寻和召回失访的患者。

参考资料

[1] Chest pain of recent onset: assessment and diagnosis (NICE, 2010).
     https://www.nice.org.uk/guidance/cg95/chapter/guidance.

我胃痛得厉害
I've been having terrible stomach cramps

Jennifer Riley，31 岁

事务律师

既往史：无

用药史：无

　　Riley 女士是你们诊所的新签约居民，这是她第一次就诊。从她的资料中可以看出她最近才搬到这个社区居住。她衣着得体、举止自信地来到你的诊室坐下。

　　你向她询问有什么可以帮忙。

　　Riley 女士说几年来她一直受到胃痉挛的困扰。自从大学期间第一次发作后，该症状就一直反复出现，时好时坏。当她压力较大或是劳累时更易发作。4 个月前她搬来这个社区开始了一份新工作，非常忙碌，然后症状突然暴发，越来越严重。在过去的几个月里，她一直有点便秘，有时也会腹泻。她曾经看过她的全科医师，但诊断始终无法明确。

你首先想到的诊断是什么

最有可能的诊断是肠易激综合征（IBS）。

肠易激综合征

　　慢性、反复发作性胃肠功能紊乱，临床表现有以下几点。

- 与排便有关或因排便而减轻的腹痛或不适。
- 排便习惯改变（便秘、腹泻或两者皆有）。
- 腹胀。

　　确切的原因尚不清楚，但可能是多种因素，潜在原因如下。

- 自主神经活动、中枢神经系统调节和胃肠动力益处。
- 内脏高敏感性。
- 胃肠免疫功能异常。

（引自 CKS NICE-IBS）

你决定进一步询问病史，排除其他疾病可能。

其他可能诊断有哪些

IBS 鉴别诊断

炎性肠病（如克罗恩病或溃疡性结肠炎）。

恶性肿瘤（肠或卵巢）。

其他腹泻原因：

• 腹腔疾病。

• 感染。

便秘的其他原因：

• 药物作用。

• 甲状腺功能减退。

其他腹痛原因：

• 消化道溃疡或反流。

• 胆结石。

• 憩室疾病。

为了进一步明确诊断，你还需要提出哪些问题

• "你还有其他症状吗？"这也许会给你带来重要线索。

• "有便血吗？"

• "体重减轻吗？" ▶ 对于便血或体重减轻需要严肃对待。

• 了解更多关于腹痛的情况。疼痛部位在哪里？如何发作？疼痛性质是怎么样的？

• 发作的诱因是什么？与饮食有关吗？

• 她经常进行体育锻炼吗？当缺乏运动时，IBS 症状可能会加重。

Riley 女士回答说，她觉得是痉挛样的腹痛，但也伴有腹胀。发作没有规律，随时可能，排便后缓解。疼痛时她的整个腹部都会痉挛。她没有便血及体重减轻的情况。

对诊断还有其他想法吗

IBS 仍然是最有可能的诊断。病史并不支持恶性肿瘤，患者的回答符合你最

初的诊断。

除了明确诊断外，还要评估疾病对她的影响。

恶性肿瘤特征

肠道

▶ 非故意和无法解释的体重减轻。

▶ 直肠出血。

▶ 60 岁以上人群，排便习惯改变，大便变稀或次数增多，持续 6 周以上。

▶ 腹部或直肠肿块。

▶ 非经期妇女贫血（Hb<10 g/100 mL，男性 <11 g/100 mL）。

卵巢

▶ 新发盆腔胀痛不适（尤其是 40 岁以上女性）。

其他

▶ 有肠癌或卵巢癌家族史。

你可能会问哪些问题

问一些简单开放的问题，比如说："对你生活有什么影响吗？"

Riley 女士表示，虽然有腹痛不适，但到目前，她一直能够正常工作。几周前请了 1 天假，她觉得腹痛时自己无法在工作中做到最好。最近一次重要会议中，她老是去上厕所，真的让她很尴尬。

你为 Riley 女士进行腹部体检。腹部膨隆，腹部柔软，局部有轻微压痛，无肌卫，未及包块。

你应该让患者做哪些检查，为什么

血液：

• 全血细胞计数、ESR 或 CRP——有助于排除炎性肠病。

• 腹腔抗体检查——排除腹腔疾病。

如果你考虑胆结石或卵巢病变，可以做超声波检查。在这个病例中，没有必要做这些检查。

你告诉 Riley 女士，你怀疑她的诊断是肠易激综合征，需要一些简单的血液检查来排除其他诊断，安排她检验结果出来后复诊并给她一张关于肠易激综合征的宣教单。

化验结果，她全血细胞计数及腹腔抗体正常，ESR 是 4 mm/60 min，CRP 是 1 mg/L。

此时，肠易激综合征诊断明确，如何与患者沟通

坚持使用清晰的非医学术语解释，比如："根据你的描述、体检和验血结果，都指向肠易激综合征的诊断。我们暂时不知道肠易激综合征的确切原因，但它会导致肠道敏感和不适。压力和某些食物会使症状加重。虽然我们不能治愈肠易激综合征，却有很多方法可以改善症状。"

Riley 女士之前已看过患者宣教单，非常有用，她也上网搜索了解相关信息。她同意以上观点并采取措施。

你们应该采取哪些措施

生活方式改善

- 压力：识别压力情况，努力找到放松的时间和方式。
- 饮食。
  - 规律用餐（不匆忙）。
  - 规律饮水（非咖啡因）——每天 8 杯。
  - 每天限吃 3 份新鲜水果。
  - 限制不溶性纤维的摄入（例如麸皮谷类食品、全麦面包和米饭），可溶性纤维（如燕麦）比较好。
  - 如果上述措施没有效果，考虑饮食是主要因素，应咨询营养师。
- 锻炼：如果平时缺乏运动，建议增加一定运动量。

药物治疗（控制症状）

- 治疗疼痛／痉挛：止痉挛药（如美贝维林或薄荷油）。
- 治疗便秘：泻药（如卵叶车前子）。
- 治疗腹泻：胃肠动力抑制剂（如洛哌丁胺）。

如果上述药物没有疗效，可考虑使用小剂量三环类抗抑郁药物或 SSRI 类抗抑郁药。

心理咨询／认知行为治疗

若患者有强烈的心理影响因素，可以考虑采用。

你可以根据宣教单上的内容，与 Riley 女士进行沟通。她对阅读有关如何改善生活方式改变的图书很感兴趣，而且已经做出了一些改变。她决定重新做瑜伽来减轻工作压力。她希望如果可以的话，尽量避免服用药物。她很高兴，诊断明确了，而且制订了一个确定的治疗计划，也很庆幸自己并非严重疾病。如果症状没有改善，她会再来就诊。

参考文献

[1] CKS/NICE guidance: Irritable bowel syndrome.
     http://cks.nice.org.uk/irritable-bowel-syndrome.

我担心这颗痣一直长大
I'm concerned this mole has been growing

Anna Joseph，44 岁
全科医师
既往史：10 岁时阑尾炎手术史；否认其他病史
用药史：无

Joseph 医师预约你的全科门诊。她来自澳大利亚，在英国已经工作生活了 8 年。她是当地的一名全科医师，也是全科医师带教师资。她和年幼的孩子在你们这里签约很多年了。你时不时碰到她的两个女儿来做一下常规的儿童疾病检查。Joseph 医师本人身体很好，鲜有就诊。

你欢迎 Joseph 医师来你的房间，问她你能做些什么。她告诉你她很担心，她前臂上有颗痣。这颗痣已有多年了，但最近情况发生了变化，它有点长大并有点痒。她担心这可能是一个黑色素瘤，需要即刻处理。她告诉你，她有很多痣和雀斑，皮肤容易晒伤。

恶性黑色素瘤的危险因素有哪些？举例至少 3 个
黑色素瘤有几个危险因素。

Joseph 医师皮肤白皙，在墨尔本的阳光照射下长大，皮肤容易晒伤。她告诉你，在夏天，她经常会和妹妹去享受日光浴。她没有皮肤癌家族史。她已经意识到了自己患黑色素瘤的高风险，所以她决定来你这里就诊。

增加黑色素瘤患病风险的因素

皮肤损伤，如以下几点。
- 密集的雀斑或在阳光照射下容易出现雀斑。
- 大量正常形态的痣（风险随着痣的数量增加而增加）。
- 5 个及以上的非典型痣。

易烧伤的苍白皮肤（Fitzpatrick Ⅰ型和Ⅱ型）；浅色瞳孔的眼睛；红色或浅色头发。

过量的曝晒，尤其是易起疱的晒伤。

年龄增长。

女性。

（引自 CKS NICE 黑色素瘤和色素性病变）

你希望通过检查寻求什么

你的检查应该涵盖两方面内容。

• Joseph 医师皮肤情况的总体评估。

• 有疑问的那颗痣。

如果 Joseph 医师有许多其他的痣和雀斑，这将会增加你的怀疑程度。当你评估那颗有疑问痣的情况时，你应该参考疑似癌症转诊指南中所列的主要和次要标准（见下框）。这套有效评分系统将指导评估这种痣是否为黑色素瘤的可能性。如果评分是 3 分或以上，应通过癌症紧急路径将她转诊。

疑似恶性黑色素瘤——评分标准

主要特征——各得 2 分：

• 大小改变。

• 形状不规则。

• 参差不齐的颜色。

次要特征——各得 1 分：

• 最大直径 7 mm 或以上。

• 炎症。

• 渗出。

• 感觉改变。

总分 3 分或以上——紧急转诊。

（引自 NICE 疑似皮肤癌转诊指南）

你为 Joseph 医师检查的结果如下，她是 I 型皮肤，有很多痣和雀斑。那颗痣直径 10 mm（她说，这颗痣以前是 6~7 mm），形状规则，颜色不规则。没有发炎，但她说很痒。

参阅图 2.33.1 和图 2.33.2。注意脂溢性角化病的"黏着"外观。这是一种常见的良性皮肤病变。

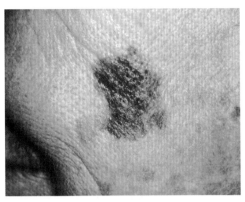

图 2.33.1　恶性黑色素瘤
来源：国家癌症研究所。https://commons.wikimedia.org/wiki/. File: Melanoma_with_diameter_change.jpg. Public domain.

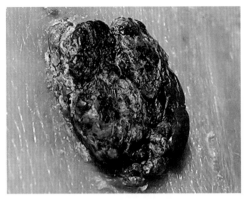

图 2.33.2　脂溢性角化病
来源：Lmbuga https://commons.wikimedia.org/wiki/. File: Queratose_seborreica_1.jpg. Public domain.

她的评分是多少？你下一步该怎么做

你应该使用上述的评分标准。以 Joseph 医师为例。

主要特征：

- 大小改变——2 分。
- 颜色不规则——2 分。

次要特征：

- 最大直径 7 mm 或以上——1 分。
- 感觉变化——1 分。

总分为 6 分。

她有几个风险因素，进一步加深了你的怀疑。

鉴于她的分数（3 分或更高），她需要进行一个紧急评估，并应该在 2 周内转诊至专科门诊。

你下一步方案是什么

在患者同意你的诊疗方案之前，你应该先与患者进行沟通解释。

沟通中应该包含哪些内容

你应该讲述清楚，她的痣有几个特征，这些都增加它是黑色素瘤的可能性（假如 Joseph 医师不是医学专业的，让你的患者明白黑色素瘤是一种皮肤癌至关重要）。Joseph 医师同意你的看法。她担心自己的痣可能是黑色素瘤，虽然她

"从不去看医生",但她知道这是有问题的,她需要认真对待。

接下来应该怎么做

Joseph 医师需要被纳入癌症紧急转诊路径,您应该立即向"2 周原则"诊所发出转诊申请。

在进行癌症患者紧急转诊时,你应该做到以下各点。

- 迅速行动。
- 与患者确认他们的联系方式是否正确。
- 向患者解释可以在 2 周内就诊。
- 明确告知目前怀疑癌症。

你解释得很清楚,Joseph 医师知道诊疗计划。你安排了转诊,她 1 周后在当地的皮肤科诊所就诊。

随后你收到信息回复证实了你的诊断。Joseph 医师被安排紧急切除痣。进一步的病例显示黑色素瘤 1a 期(厚度小于 1 mm,没有转移迹象)。黑色素瘤被完全切除。这样她的预后良好。

几周后,Joseph 医师给你寄了一张卡片,告诉你她的情况,感谢你的帮助和专业精神。

你将来还需要考虑什么

下次你见到 Joseph 医师时,有必要和她谈谈以下 2 点。

- 她未来患黑色素瘤的风险增加。
- 她能做些什么来降低这种风险。

Joseph 医师自己很可能也意识到了这些,建议她避免暴露在阳光下,经常留意剩余其他痣的情况,若出现恶性倾向及时来诊。

参考资料

[1] CKS/NICE guidance: Melanoma and pigmented lesions.
http://cks.nice.org.uk/melanoma-and-pigmented-lesions.
[2] NICE guidance: Referral guidelines for suspected cancer.
http://www.nice.org.uk/guidance/cg27.

34 我好像瘦了
I seem to have lost weight

Rashid Fawzy，43 岁

电视工程师

既往史：消化性溃疡

用药史：无

Rashid Fawzy 已经 3 年没看过医生了。今天他告诉你他越来越瘦了。他不确定他用了多长时间掉了多少体重，但是他的牛仔裤比以前宽松多了。他一直很苗条，不想再瘦了。他补充说，他感觉身体还可以。

你可能会问哪些有用的问题？写下至少 5 个

• "你还有其他症状吗？"他说他感觉很好，但你可能需要问他一些更具体的问题，比如他的饮食习惯、肠道的任何变化、咳嗽或发热。

• 如果有消瘦、慢性咳嗽或疲劳的情况，一定要询问是否有夜间盗汗。

• "你最近出国旅行了吗？"

• "你心情如何？""你睡得好吗？"可以帮助发现抑郁症。

• "你的生活中还发生了什么？"这是一个有用的捕捉所有信息的问题，比如一个人的社会生活、职业和担忧。

Rashid 的生活没有什么不同。他的菜单和以前一样，胃口也没变。他与妻子和 3 个孩子住在一起。大约 5 个月前，他们去埃及探亲。亲戚那也没有人生病。一般来说，他睡得很好，但既然你提到了，他想起夜里出了几次汗。他原以为这是由于新羽绒被的缘故，但这并没有让他的妻子出汗。他不抽烟，也不咳嗽。

当他说话的时候，你会在记录中查到他之前的体重。4 年前 73 kg，你现在检测他的体重为 65 kg。

到目前为止，你的印象如何

虽然目前线索不多，但他体重减轻了 10% 以上。

▶ 不是故意的消瘦是一个非常重要的症状。

▶ 在不常就诊的患者中，任何症状的意义都会增加。

消瘦的一些原因

摄入或吸收减少

• 口疮。

• 假牙安装不当。

• 吞咽困难。

• 厌食症。

• 食物耐受不良。

• 乳糜泻。

感染

• 肺结核。

• 艾滋病。

• 寄生虫感染。

• 布鲁菌病、莱姆病和其他感染。

• 细菌性心内膜炎。

心理健康

• 抑郁或焦虑。

内分泌代谢

• 甲状腺功能亢进。

• 糖尿病（1型）。

• 艾迪生病。

• 肾脏疾病。

• 胰腺疾病。

慢性病

• 炎症性关节炎或自身免疫性疾病，如多肌炎。

• 帕金森病。

• 炎性肠病（如溃疡性结肠炎、克罗恩病）。

肿瘤

• 癌症。

• 淋巴瘤。

• 白血病。

• 类癌综合征。

消瘦原因的可能性覆盖整个医学领域，你现在对他进行检查，以帮助确定他体重减轻的原因。

你在体检中特别需要检查什么

• 手可以提供重要的线索：杵状指、甲床出血、甲沟炎、震颤、出汗，当然还有手腕的脉搏。

• 胸部（即使你很快就会要求患者进行胸部 X 线检查）。

• 腹部肿块或压痛。

• 淋巴结肿大。

• 你也可以检查他的阴囊是否有睾丸肿块——记得主动提供行为监督人。

Rashid 谢绝了监督人。检查时，他的手掌有点出汗。检查他的腹部时，你注意到左边腹股沟有个肿块。这不是疝气。Rashid 告诉你一段时间了，也许是两三个月，尽管它的大小一直在波动。他说，现在比以前大了一些。它是一个直径 3~4 cm 的质韧肿块，摸起来像一个淋巴结。

你可能会感到惊讶，Rashid 以前没有就这个肿块去求诊，可能他既往认为它多变的大小微不足道，也可能他讳疾忌医。

你现在该怎么做

首先完成体检。检查其他淋巴结，特别是颈部、腋窝和锁骨上窝。检查脾脏和肝脏是否肿大。仍然需要检查睾丸（睾丸的淋巴引流到主动脉旁淋巴结，而不是腹股沟区，但彻底检查是有帮助的）。

没有发现其他肿大淋巴结或肿块，肝脏和脾脏触诊正常。

你现在该怎么做

他有不明原因的淋巴结肿大和全身症状（体重减轻和盗汗）。

根据 NICE 指南，这些临床症状联合起来提示血液系统恶性肿瘤（包括淋巴瘤）。

• 疲劳。

• 盗汗或发热。

• 体重减轻。

• 瘙痒。

• 呼吸急促。

• 挫伤。

- 出血。
- 反复感染。
- 骨痛。
- 酒精引起的疼痛。
- 淋巴结肿大。
- 腹痛。
- 脾肿大。

当你问及酒精引起的疼痛时，Rashid 说他不喝酒。

按照指南，你应该立即把 Rashid 转到血液科，或者尽快开始调查并再次检查，以便进行紧急或快速的转诊。

你对他的进一步诊疗没有信心，决定转诊血液科诊所，并安排了一些以后也会有用的检查。

你怎么跟 Rashid 说

就像很多时候一样，这是一个在不惊吓患者的情况下说它可能很严重的问题。你可以告诉他："我担心这可能是一种严重的血液或淋巴疾病，在这种情况下，越早诊断和治疗越好。这也许没什么大不了的，但在专科医师诊断之前，还是应该认真对待。"

你还需要对他进行什么检查？它们在淋巴瘤中可能揭示什么

- 胸部 X 线检查——纵隔受累变宽。
- 全血细胞计数——淋巴瘤可表现正常，也可表现为正常红细胞性贫血、全血细胞减少、嗜酸性粒细胞增多、中性粒细胞增多、血小板增多或单细胞增多。
- C 反应蛋白 / 红细胞沉降率——可能升高。
- 尿素、电解质——可能是异常的，可能影响治疗。
- 肝功能——如果肝脏受累，结果可能正常。
- 乳酸盐脱氢酶——可能提示结节或淋巴瘤（不是一个好的肿瘤标志物，但可用于随访）。
- 尿酸——可在某些非霍奇金淋巴瘤中升高。
- 艾滋病——有助于调查体重减轻和淋巴瘤的危险因素。
- 乙型肝炎和丙型肝炎血清学检查——有助于调查体重减轻和淋巴瘤的危险因素。

淋巴瘤

英国第五大常见的癌症，也是青少年和年轻人中最常见的癌症。

早期诊断和治疗可获得最佳结果。

但是全科医师正面临着巨大的挑战。

• 数量正在上升。

• 由于可能出现的症状范围广泛，通常是模糊的或非特异性的，所以很难诊断。

• 年龄分布有两个高峰：青年期和老年期。

• 调查结果可能是不确定的。

两个主要类型

霍奇金淋巴瘤（Hodgkin's lymphoma，HL）和非霍奇金淋巴瘤（non-Hodgkin's lymphoma，NHL）和许多亚型。非霍奇金淋巴瘤的发病率是霍奇金淋巴瘤的 5 倍。年轻人中超过一半的淋巴瘤是非霍奇金淋巴瘤。霍奇金淋巴瘤在白种人中更为常见。

霍奇金淋巴瘤的典型表现是无痛性淋巴结肿大，但它也可以是疼痛或者触痛。

► 25% 的淋巴瘤出现所谓的 "B 症状"（夜间盗汗，反复发热 >38 ℃，6 个月内体重减轻 >10%），表明疾病严重（进展），和高等级淋巴瘤有关。

► 酒精引起的淋巴结受累部位疼痛很少见（最多 10% 的患者），但对淋巴瘤非常特殊。

治疗

可能是化疗，有时是放疗，如果有压迫的症状甚至需要手术。单克隆抗体治疗和生物治疗也用于某些类型的淋巴瘤。

预后

• >50% 的非霍奇金淋巴瘤患者存活 10 年甚至更久。

• >80% 的霍奇金淋巴瘤患者存活 5 年甚至更久。

淋巴瘤的危险因素

• 幽门螺杆菌。

• 乙型和丙型肝炎。

• 艾滋病。

• EB 病毒（在伯基特淋巴瘤中）。

- 吸烟。

- 慢性炎症。

- 器官移植和免疫抑制。

- 克罗恩病。

- 有非霍奇金淋巴瘤或其他血液学恶性肿瘤的家族史。

Rashid 被发现患有高级别非霍奇金淋巴瘤，接受化疗，并给他接种肺炎球菌（多价疫苗）、流感、流感嗜血杆菌和 C 群脑膜炎结合疫苗。

参考资料

[1] CKS Haematological malignancy – suspected.
      http://cks.nice.org.uk/haematological-malignancy-suspected#!scenario.
[2] Lymphoma Association (charity) info for patients and families;e-learning module for GPs.
      http://www.lymphomas.org.uk/.

我有点勃起困难
I'm worried about my erection

Ray Walters，54 岁

巴士司机

既往病史：无记录

服用药物：无

Walters 先生在本诊所签约已有 30 年。距离他上一次就诊已经有 8 年之久，那次是由于中耳炎的缘故。他入座时看起来有一丝尴尬。你微笑着，希望能让他放轻松。"我有什么可以帮到您？"伴随着你的开场白，Walters 先生说："这个问题很私人，医生。你知道我不是常麻烦你的人，但是……我有点勃起困难。"

下一步怎么做

在这个时候，应当继续给 Walters 先生更多一点时间去讲述。若你贸然打断，可能会失去一些原本他愿与你分享的有意义信息。一个简单的点头动作和一些开放的身体语言会鼓励他讲述更多有用的信息。

Walters 先生稍微迟疑了一下："这有些难以启齿，相信你也会理解。大概 1 年前我第一次意识到我有这个问题。我的勃起没有以前那么有力。起初我以为这是由于年纪上去的关系，但是接下来事情急速恶化。绝大多数情况我都无法勃起，这已经影响了我的婚姻状况。虽然我太太对此完全理解，但我仍感到非常愧疚。我听说过伟哥之类的东西，但我想我最好先来找你，而不是在网上买东西。我该怎么办？"

你已获得许多信息。现在，你对症状发生的过程和程度以及对他的影响有了一个清晰的概念。他还有一个明确的实际议程：他来这里是为了解决他的问题。

在病史询问中，应该询问哪些具体领域

- 婚姻状况。
- 现在和既往的勃起质量（包括清晨和自慰勃起）。
- 性厌恶或性疼痛的问题（包括他的伴侣）。
- 生活方式因素（如酒精、吸烟和毒品，包括大麻）。

171

- 已尝试过的疗法。

- 提示性腺功能减退的症状：体力降低、性欲丧失、体毛脱落或自发性潮热。

如果你以一种理解和开放的态度进行交谈，Walters 先生的尴尬感会减轻。如果你不感到尴尬，那么随着交流的深入，他也不会感到难为情。如果你或他发现很难讨论完整的细节，像 IIEF（国际勃起功能指数问卷表，参见参考资料）这样的调查问卷会有所帮助。

Walters 先生告诉你他已经和他的伴侣结婚 30 多年了。他的勃起功能一直良好，直到 1 年前事情开始直转急下。既往他有吸烟史，已戒烟 10 年。他会在每周五晚上喝两扎啤酒，但其他时间他的酒精摄入量很少。他从未服用过任何毒品，也未尝试服用过。他还注意到，他的清晨勃起没有发生，他也很难获得自慰勃起。

问题的本质是生理的还是心理的

渐进性发作、他的年龄、缺乏晨勃和难以自慰勃起都表明这是生理原因。勃起功能是依赖于动脉血流形成的阴茎充血。

常见的生理原因有哪些

- 血管方面：动脉粥样硬化影响阴茎血管，而阴茎血管动脉粥样硬化的危险因素与心血管疾病的危险因素（糖尿病、高血压、吸烟、胆固醇升高、疾病家族史）相同。

- 神经方面：影响阴茎神经的任何因素，如糖尿病、卒中、多发性硬化、帕金森病、脊髓损伤、根治性前列腺切除术。

- 酒精和毒品滥用情况（如大麻和海洛因）。

- 药物史（如抗抑郁药、β 受体阻滞剂、利尿剂）。

- 激素缺乏（睾酮水平低）。

应做什么检查

你应做以下检查。

- 检查血压（BP）。

- 测量体重指数（BMI）。

- 检查是否有性腺功能减退的迹象（如睾丸小、脱发、乳房发育）。

Walters 先生没有性腺功能减退的迹象，他的体重指数是 30.5 kg/m^2，血压是 137/64 mmHg。

应安排哪些检验

你应该安排下列血液学检查。

- 糖化血红蛋白。
- 血脂分析（并使用该结果计算 10 年期心血管疾病发病风险）。
- 上午 9 点的睾酮水平。

小贴士

勃起功能障碍（erectile dysfunction，ED）是心血管疾病的一个标志。
对于患有 ED 的患者，需要计算他们的 10 年期心血管疾病发病风险。通过这一点，你将筛查出心血管疾病风险更高的患者——你将拯救生命。

Walters 先生和你预约复诊并讨论检验结果与治疗方案。他的血检显示见下。

- 睾酮水平正常。
- 总胆固醇 5.4 mmol/L。
- 糖化血红蛋白 8.8%。

可能的诊断

Walters 先生很有可能诊断为 2 型糖尿病，尽管需要重新检测确认糖化血红蛋白。这可能引起小血管疾病和局部神经损伤，进而造成勃起功能障碍。

糖化血红蛋白水平与糖尿病的关系

- 2 次糖化血红蛋白均 ≥ 6.5%（48 mmol/mol）：糖尿病。
- 6.0%（42 mmol/mol）≤ 糖化血红蛋白 ≤ 6.4%（47 mmol/mol），糖尿病前期。
- 糖化血红蛋白 ≤ 5.9%（41mmol/mol）：正常。

处理方案

这里应管理两个方面：一是糖尿病的新诊断（详见参考资料）；二是他的勃起功能障碍。需结合以下几点加以改进。

生活方式：

- 戒烟。
- 限酒。

- 减轻体重。
- 定期锻炼。
- 考虑减少骑行时间，如果每周骑行超过 3 小时，可能影响阴茎神经分布。

药物：

- 磷酸二酯酶 -5 抑制剂（如西地那非）。

如果磷酸二酯酶 -5（PDE-5）抑制剂不起作用，考虑转诊到专科进行其他治疗（如阴茎真空泵、阴茎海绵体注射、阴茎支撑体植入）。

如果认为 ED 是由心理因素引起的，考虑给予心理治疗。已有的生理因素并不排除并存焦虑和其他心理因素的可能。

你和 Walters 先生讨论上述问题，他同意他一定会从减肥中受益（他的体重指数是 30.5 kg/m^2），定期锻炼也会有助于减肥。他乐意去做相关练习，因为这也有助于他的血糖控制。他也想尝试药物治疗，所以你给他开具了西地那非的处方，50 mg 1 次。最后你建议他 1~2 个月后复诊，了解相关情况及疗效。

在开始服用西地那非之前，应该给予 Walters 先生的建议

- 西地那非至少需要 30 分钟才能起效。
- 仍然需要性刺激诱导产生勃起。
- 常见副作用包括头痛、脸红、鼻塞、消化不良、恶心和视力障碍。
- 如果有严重的心血管疾病或近期发生心肌梗死的病史，应避免服用。

Walters 先生非常感谢你认真对待他的问题，感谢你的有效帮助和建议。他对通过生活方式和西地那非的举措改善症状很有信心。你已安排好接下来数月的随访复诊。

参考资料

[1] Patient. Advice and Information: Erectile dysfunction (impotence).
http://www.patient.co.uk/health/erectile-dysfunction-impotence.
[2] CKS/NICE Erectile dysfunction.
http://cks.nice.org.uk/erectile-dysfunction.
[3] CKS/NICE Diabetes.
http://cks.nice.org.uk/diabetes-type-2.
[4] IEEF Questionnaire.
http://www.camurology.org.uk/wp-content/uploads/interpretation-of-the-iief.pdf.
你也可以尝试阅读本部分第 22 个专题"我来看我的验血结果"。

36 我感觉癌症打败了我
I think the cancer has got me

家庭巡诊

Alan Wright，58 岁

无业

既往史：肺癌（腺癌），可能有肝继发灶；高胆固醇血症

药物史：对乙酰氨基酚（扑热息痛）必要时服用，每天 4 次，每次 1 g；默维可膳食纤维颗粒（movicol）每天 2 袋；阿托伐他汀，每天 1 次，每次 20 mg

---

2 个月前 Wright 先生被诊断出患有肺癌。他的主要症状是反复咳嗽、咯血和体重减轻。根据 "2 周原则"，他被转诊到疑似肺癌专科，经过 CT 扫描和支气管镜检查，他被诊断为肺腺癌。

Wright 先生的 CT 扫描显示肝内有广泛的淋巴扩散和两个肿块，考虑是肝脏转移灶。他已完成了一个短期的姑息性放射治疗疗程。当地社区的姑息治疗小组与你分享了 Wright 先生的护理经验，他们每周都会去看他两次。你的目标是至少每 2 周进行一次访视，给予他支持并密切关注他的病情进展。今天是定期的家访。

Wright 先生和妻子 Sue 住在一个底楼公寓里。你在探访前给 Sue 打电话表明你即将离开诊所前往她家，她在电话里告诉你 Alan 的情况不太好。她担心他的病情会急速恶化。

2 周前你已探访过 Wright 先生，今天你发现他的病情恶化很严重。他躺在床上，明显消瘦，精神萎靡。你向 Wright 先生问好之后坐在了他床边的椅子上，随即问起他的近况。"谢谢您来看我，" Wright 先生的第一句话是，"我想癌症已经打败我了。"他摇着头，唉声叹气。

此次访视应采取的方案

这时候你不需要提出很多问题。先听听 Wright 先生想说些什么。给他更多说话的空间，鼓励他不断倾诉。在这次访视中，你的任务是提供照护，向 Wright 先生表达善意和同情，并聆听他的话。必要时你给 Wright 先生一个简单温暖的应答："我很抱歉听到这些。"他会继续讲述。

175

"这周情况越来越糟，我什么都吃不下，无论做什么都感觉很累。我几乎不能自我洗漱。在去浴室路程的一半必须休息一次。医生，我应该差不多了。"

询问更多有关症状的信息

判断 Wright 先生是否认为你能够帮助他并找出是哪些方面。

• 他是否处于疼痛中？

• 是否有其他令他苦恼的症状，如恶心、腹泻、气促或咳嗽？

Wright 先生说他主要是虚弱和食欲不振，没有其他明显的不适症状。上周他有些便秘，照料他的护士建议他使用默维可膳食纤维颗粒。通过你的同事已开具了处方，使用后，Wright 先生发现这些药很有用。

今天你应与 Wright 先生探讨的其他方面

你应该腾出时间来讨论以下问题。

• 照护：他们都有什么程度的照护（例如，有几个家庭护理人员）？这些足够了吗？

• 如果病情进一步恶化，将采取怎样的治疗方案。

• 生命危急时刻是否接受抢救措施。

• 预期死亡地点。

这些话题可能会让人觉得难以启齿，但生命终末期的患者往往会感激他们的医生提及这些。Wright 太太说有一个照护人员每天来两次帮他洗漱。她正设法把其他事情都做到最好。他们已经和姑息护理护士谈论了病情进一步恶化的应对计划。Wright 先生希望生命的最后阶段在家里度过。

给 Wright 先生一个公开谈论死亡的空间和机会。

姑息护理护士 Jane 告知你 Wright 先生病情恶化，你已经准备好讨论抢救方案的选择。今天你携带了相关表格同意书。

与 Wright 先生讨论抢救方案

你的方案应是开放、诚恳和清晰的。讨论以 Wright 先生（和他妻子）的重视程度以及他们对病情恶化的理解为基础。然后你应继续深入，当情况进一步恶化至他的心脏停止跳动时，他们需要哪些医疗措施。Wright 先生很清楚地表达他不需要任何心肺复苏术，他已经为自己的死亡做好了准备。最后你填写了复苏抢救表，并把原件夹在他的护理文件夹的顶部，放在一个清晰可见的地方。

Wright 先生感谢你与他公开讨论此事，感谢你今天和多年来的专业精神。他没有其他需要寻求帮助的事情。

看看他的药，是否需要继续服用

如果 Wright 先生还没有停止服用（他汀类）胆固醇合成酶抑制剂类药物的话，那么他应该停止服用，因为此时此刻对他没有任何益处。

必要时应继续服用扑热息痛以止痛。默维可膳食纤维颗粒可治疗他的便秘，应该继续服用。

Wright 先生感谢今天你的到来，并祝你一切顺利。你返回诊所。

探讨完复苏抢救方案后应做事宜

你应该把结果清楚地记录在 Wright 先生的病历上。你工作的区域可能有一个电子系统，用于记录姑息治疗患者的护理计划。救护车服务和非工作时间的家庭医师服务都可以使用这个系统。你把 Wright 先生的复苏抢救表更新在他的电子系统中。这样救护车服务人员会注意到。你还需要给姑息护理护士 Jane 写一封简短的电子邮件，告诉她你的访问结果。

第二天你接到 Wright 太太的电话，说她丈夫昨晚在睡梦中去世了。她告诉你是值班医师夜间出诊确认了死亡。你向她表示哀悼。她感谢你对她丈夫的照护。你接到验尸官的电话，他问你是否愿意签发死亡证明。

你是否可以签发死亡证明

可以。你在过去 2 周内见过 Wright 先生，这是一个预期的死亡。你对死因明确。

关键点

死亡证明书应由一名在最后一次患病期间提供照护、在死亡前 14 天（北爱尔兰为 28 天）内或死亡后见过死者的医师签发。他们对死因明确。

在死亡证明上记录死因

你应按以下方式填写证书。

I (a) 转移性肺癌

其他部分应保持空白。

死亡原因应是根本原因的疾病或症状，应出现在第 I 部分的最底下一行		
I	(a) 直接导致死亡的疾病或症状	
	(b) 导致 I (a) 的其他疾病或症状（如有）	
	(c) 导致 I (b) 的其他疾病或症状（如有）	
II	推进死亡进程但与疾病或导致死亡的疾病无关的其他重要疾病	

图 2.36.1　**死亡证明**

参考资料

[1] Government guidance on how to complete a death certificate.
    http://www.gro.gov.uk/images/medcert_July_2010.pdf.
[2] Cancer research UK.
    http://www.cancerresearchuk.org/.

37 这些天我觉得浑身不舒服
I'm all over the place these days

Thomas Graham，46 岁

建筑工和油漆工

既往病史：肘部外伤；左小指外伤性截肢

服用药物：无

Thomas Graham 和他的妻子 Tracey 一同前来。Graham 先生说他感觉很不舒服："哪里都不舒服。"Tracey 表示很担心她先生。Graham 先生有这种情况已经很长一段时间了，希望你能够给予帮助。虽然这是一个比较含糊的开场，但你已可以确认对方始终处于担忧之中。Tracey 说："他一直在担心会发生什么可怕的事情。"

你试图让 Graham 先生自己来讲述，但他拒绝了："她能更好地讲述问题。"自从肘部受伤使他连续 4 个月不能工作后，这种情况已经持续了 2 年左右。他们有 3 个孩子住在家里。Tracey 在超市当清洁工。

他们描述的症状不够精确，但也都把问题指向了焦虑症状。Graham 先生不是很健谈，你决定让他敞开心扉。

在这个阶段你会问他哪些有效的问题？写下至少 6 个

• "你担心什么特别的事情吗？"这可能指向特定的压力源，或者对某些事物的恐惧症。

• "什么让你感觉良好？又是什么让你感觉更糟？"

• "你现在有能力应对工作么？"

• "你认为问题的症结是什么？"和"你希望我能为你做什么？"Graham 先生可能不善于表达或没有接受文化教育，但每名患者都有权表达自己的想法、担忧和期望。

• "你会喘不过气来吗？有没有麻木感？"这些是惊恐发作的可能症状。

• "你还有其他症状吗？"这句话既是指生理性疾病，也指对疾病的焦虑表现。

• "你以前有过心理健康问题吗？"

• "你喝酒吗？你在服用药物吗？"确保你询问了市售药（毒）品服用情况。

179

当他妻子不在场时，你可能需要再问一些更敏感的问题。当你们对话的时候，你通过他的言行举止评估他的心理状态。他很瘦，衣冠不整，坐立不安。他的讲话显得有些犹豫，他看着地板，避免目光接触。

他告诉你他总是担心一些事情，特别害怕无法赚到钱的情况，比如再次受伤。现在他未失业，到了晚上他感觉最糟糕，除了喝几杯啤酒，没有什么能让他感觉好受些，饮酒量"正常"。其实你发现他一天饮用约 1.5 L 啤酒，到了周末他会喝得更多。同时他也是个烟民。他不服用任何成瘾性药品。有三次在夜间发作的心跳加速，当时他感觉呼吸困难和全身麻木。发作前没有明显的诱因，他也不知道问题出在哪里。他希望你能够帮他找出问题关键。他有一个爱尔兰亲戚也这样，情况很差，医师给他服用了安定。

他对工作中受伤的恐惧是非常正常的想法，但看起来似乎过头了。

你对于他建议服用安定（地西泮）的建议

可以尝试下列的语句："现在这对你来说不是件好事，因为服用它可能会形成依赖。我相信我们可以为你找到另一个解决办法。"不要因为你了解的情况而批评为他亲戚开处方的医师。由于苯二氮草类药物是一种成瘾性药物，因此开处方治疗慢性病是有风险的，尽管你可能会认为这些药物在某种情况下危害极少，如使用的时间较短或者有一个明确的时间段，亦或一个事件，比如给害怕飞行的人乘坐飞机服用。

焦虑症

焦虑症是常见疾病，其范围从广泛性焦虑症（generalized anxiety disorder, GAD）到惊恐障碍。大约 1/4 的成年人在某一阶段会患上焦虑症，通常在 35~55 岁。

有大约 5% 的人群受 GAD 影响。通常会有不可控制的、不相称的和广泛性的担忧。也可能出现认知行为症状和（或）躯体特征，包括疲劳、失眠、心悸、头痛和肠道紊乱。这些会严重损害日常生活。

GAD 的起病原因尚不清楚，可能有遗传相关性。慢性疾病可导致 GAD 或与 GAD 共存。抑郁症可以与 GAD 共存。GAD 可导致药物滥用，反之亦然。

GAD 症状可能伴随终身，但有报道称，2/3 患有 GAD 的人 6 年内症状轻微或无明显表现。那些合并有躯体疾病和社会地位较低的 GAD 患者，前景往往更糟。

对于患者最好采用阶梯式治疗方法。抑郁症等并发症可能需要优先治疗。

(1) 对于轻度焦虑的患者，尤其是症状持续时间≤6个月，应尝试积极监测随访和患者健康教育。

(2) 如果患者的症状没有缓解，尝试低强度的心理干预，例如个人促进或非促进自助或心理教育团体治疗。

(3) 如果患者有明显的功能损伤或经低强度心理干预后症状尚未消除，则应根据患者的意愿提供高强度的心理干预（如提供认知放松或认知行为疗法）以及药物治疗。药物治疗应选用选择性5-羟色胺再摄取抑制药（selective serotonin reuptake inhibitor，SSRI），如舍曲林（sertraline）（尽管将其用于 GAD 的治疗是超说明书用药）。如果这种用药方式不被允许，尝试使用5-羟色胺和选择性去甲肾上腺素再摄取抑制剂（selective norepinephrine reuptake inhibitors，SNRI）或考虑普瑞巴林（pregabalin）。

(4) 如果同时存在下列2种及以上要素，对第3步治疗的效果反应不足、功能损害非常明显、复杂性 GAD 或高风险的自卫、自轻、自杀，请转介至专科。

大约1%的人群患有惊恐障碍，女性多于男性。通常有严重的压倒性焦虑、呼吸急促、心悸、出汗、颤抖、恶心和死亡恐惧。有这些症状的患者多会出现在急诊室。

惊恐障碍的患者常发生通气过度，常表现为：突发性呼吸急促、感觉呼吸困难、经常性胸部不适、头晕、手指（有时是脚趾）麻木或刺痛。可能有口周刺痛和腕足痉挛（例如助产士常见的低钙束臂征）。

惊恐障碍的治疗是循序渐进的。

(1) 识别和正确诊断。

(2) 初级护理管理：心理治疗 [认知行为疗法（CBT）最为理想]、药物治疗（通常是 SSRI）和自我帮助。

(3) 回顾并考虑其他疗法。

(4) 考虑转诊到专业精神卫生服务机构。

(5) 专业精神卫生服务机构的治疗护理。

（引自 CKS/NICE 关于广泛性焦虑症的研究）

应该排除的诊断，写出 2 种

- 抑郁：抑郁可与焦虑共存，应优先治疗。
- 以焦虑症状表现的躯体性疾病，特别是甲状腺功能亢进、哮喘和心律失常。

Graham 先生没有抑郁症的特征表现。他没有体重减轻，也没有肠道症状。

但是，他告诉你他总是有点咳嗽，而且他想知道他的心脏是否有问题。

针对这一点你对他进行检查。他的呼吸音很清楚，血压是 153/98 mmHg，而呼气流量峰值（PEFR）是 450（他说他有 5 英尺 11 英寸半高，即 1.81 m）。

是否能确认他躯体健康

不，他可能有高血压。他也可能患有慢性阻塞性肺疾病（COPD）或其他呼吸系统疾病。然而，今天你大可以放心地说，他的大多数症状是由于焦虑性障碍，这是一种"失控的焦虑形式"。

你应当安排一些检查，包括心电图和血液学检测（全血细胞计数、尿素和电解质、肝功能、甲状腺功能、血脂和空腹血糖）。这些检查项目都可以在今天完成。这样做有可能增加他更加焦虑的风险，你也可以将这些项目推迟到 2 周后的复诊再做。

同时，也可以向他提供打印的或网络上的相关信息（请参阅参考资料）。可能他不能立即理解所有资料，但他的妻子也会参与其中，他们应该从这些渠道中获益。

参考资料

[1] Clinical Knowledge Summaries: Generalized anxiety disorder.
http://cks.nice.org.uk/generalized-anxiety-disorder#!topicsummary.

[2] NICE guideline CG113: Generalised anxiety disorder and panic disorder (with or without agoraphobia) in adults: Management in primary, secondary and community care.
http://www.nice.org.uk/guidance/cg113/.

[3] Includes information for patients.
http://www.nice.org.uk/guidance/cg113/ifp/chapter/generalised-anxiety-disorder-gad.

[4] Mind (charity): information for patients.
www.mind.org.uk.

你也可以尝试阅读本部分第 44 个专题"医生，我突然觉得很沮丧"。

38 她肚子痛了 2 天了

She's had tummy ache for two days

Aimee Wilkinson，7 岁

在校女生

既往史：新生儿黄疸；中耳炎 2 次发作

用药史：无

　　Aimee Wilkinson 是由她母亲带来的。昨天早上，她由于"肚子痛"从学校被送回家，她不舒服已经近 2 天了。Aimee Wilkinson 的免疫接种都按计划完成。她的既往病史包括新生儿黄疸和 2 次中耳炎发作。

有哪些有意义的问诊？至少罗列 5 项

　　•"疼痛是什么样的？"你需要了解疼痛的症状是否持续，有多糟糕，疼痛是否严重到会导致休克，以及其他特征（可以尝试 SOCRATES 问诊法）。

　　•"她以前有过类似症状吗？"大约 10% 的学童有复发性腹痛。

　　•"有腹泻或者呕吐吗？"

　　•"她有便秘的症状吗？"便秘是引起腹痛的常见原因，但便秘的儿童出现疼痛也可能存在其他更严重的原因。

　　•"小便疼吗？"然而，尿路感染（UTI）并不是儿童泌尿系统症状的常见原因。

　　•"她有发热吗？"这提示腹痛由于感染引发，但不一定是腹内感染。

　　•"家庭成员患有什么疾病吗？"你应该考虑到糖尿病和炎性肠病，而偏头痛的家族史也很重要。

　　•"大体上情况如何？"像这样一个开放性的问题可能会暴露出家庭和学校中存在的新情况或者问题。

　　有些问题你可以直接问 Aimee。但面对这个年龄段的患者，尤其孩子对你不熟悉的情况下，最好先询问父母。对话中应使用与患者年龄相适应的词，如"便便"（"蠕动"和"便秘"可能会使人困惑）。考虑使用以下句式，如"便便疼吗？""你得坐在马桶上很久吗？""便便时你必须很用力吗？""你的便便是什么样子的？"

Aimee 以前也有过类似的疼痛，但没有那么严重。没有尿路感染症状，她已经 2 天没有排便了。她母亲偶尔有偏头痛。当你问起学校的事时，Aimee 耸了耸肩，虽然她妈妈告诉你她有很多朋友，但她只微笑着示意就是这样。

在给这孩子检查时应找寻的线索

• 显然应检查腹部。检查前确保得到父母的允许，避免让孩子在接受检查时感觉不适，比如先问："你能指出哪里疼吗？"这会很有帮助。注意，一个不情愿配合的孩子仍然需要接受检查，甚至比顺从的更可能得病。让孩子吸气并鼓起腹部，在触诊前吐出并咳嗽，以评估是否有▶ 腹膜炎。首先是听诊。然后，你的听诊器可以在孩子不知情的情况下再次轻轻地按压，以评估是否有腹部压痛。检查的同时也应观察她的脸部表情变化。

• 测量体温。

儿童腹痛的原因

外科方面：
阑尾炎
梅克尔憩室炎
肠梗阻
肠套叠
梗阻性疝或绞窄性疝
胰腺炎（如腮腺炎并发的胰腺炎）
睾丸扭转
卵巢囊肿（尤其是出血或扭转时）

内科方面：
尿路感染
扁桃体炎 / 猩红热
肠系膜淋巴腺炎
过敏性紫癜
镰状细胞病危重期
糖尿病酮症酸中毒
炎性肠病
白血病
下叶肺炎
脊椎疼痛
罕见原因，如肾母细胞瘤、神经母细胞瘤
棘球蚴囊

谨记排除宫外孕和（或）盆腔炎的可能性

复发性腹痛的原因

功能性（90% 无原因）
腹型偏头痛
肠易激综合征
非溃疡性消化不良（功能性消化不良）
炎性肠病
乳糜泻
肠系膜淋巴腺炎
镰状细胞病
贾第虫病
痛经
卵巢囊肿
尿路感染
脊椎疼痛

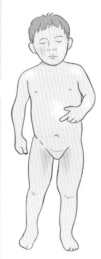

图 2.38.1 **儿童腹痛的原因**

- 检查脉搏以了解她的循环状态。例如，毛细血管充盈情况？
- 检查下舌头和喉咙。可能患有扁桃体炎。检查的同时注意呼吸：是否有恶臭味（提示可能患有阑尾炎）或酮症的气味？若闻上去如同烂苹果味，可能与糖尿病酮症酸中毒有关。但气味并不是所有人都能闻到。
- 检查颈部淋巴结。
- 胸部听诊（她可能得了下叶肺炎）。
- 检查皮肤有无皮疹（如过敏性紫癜、猩红热、全身疾病迹象）。
- 评估这个孩子的发育情况（身高和体重）是否与她的年龄相符。如果你不确定，测量并结合标准。
- 最后扪心自问一个极为重要的问题：这个孩子确实生病了吗？

腹膜刺激征

- 活动使疼痛加剧。
- 咳嗽时疼痛。
- 肌卫。
- 板状腹。
- 反跳痛。
- 压痛。

Aimee 脸色有点苍白但不至于生病的感觉。她的体温正常，没有皮疹。虽然她指的疼痛区域是脐周，但她的两边髂窝里都有深触痛。肠鸣音正常。无腹膜刺激征（见上框）。她的咽喉部和胸部正常，呼吸也没有异味。

关键点
每当你在给一个孩子诊疗时，需要不断提醒自己："这个孩子的确生病了吗？"

是否需要做直肠指检
不需要，这是侵入性操作，而且不太可能提供任何对诊断有帮助的信息。

在这个阶段你有哪些诊断思路？写下至少 3 种可能性
- 偏头痛。
- 功能性疼痛。

• 尿路感染。

• 糖尿病（不太可能发生在这样一个发育良好的孩子身上，但还没有被排除在外）。

接下来的措施

• 尿液试纸检查。

令人放心的是，你在尿液中没有发现任何问题：没有出血、蛋白质、糖、酮体或亚硝酸盐。这表明诊断不大可能是尿路感染或者糖尿病。然而，这个结果并不意味着疼痛是功能性的、偏头痛引起的或可以被忽略的。例如，Aimee 可能患上阑尾炎或梅克尔憩室炎。还有许多罕见的腹痛原因。从定义上讲，患这类罕见疾病的可能性要小得多，但它们往往导致非常严重的后果。全科医师常常是接触患者的第一接诊人，所以必须了解它们，并且构筑起"安全防护网"。

你告诉 Aimee 和她妈妈，有理由怀疑这是一种偏头痛，在她这个年龄的孩子中并不少见。目前这种情况不严重，但你想明天或另预约一次门诊以确诊。告知 Aimee 妈妈，万一在此之前病情出现变化或者加重，应立即就诊。

参考资料

[1] Patient.co.uk.
http://www.patient.co.uk/doctor/abdominal-pain-in-children.
[2] Miall L, Rudolf M and Smith D. Paediatrics at a Glance. 3rd edn.
Oxford: Wiley-Blackwell, 2012.

39 # 我不想休假时来例假
I don't want to have my period when I am on holiday

Farida El-Najjar，21 岁

会计专业学生

既往史：痤疮

用药史：特丽仙痤疮乳液（Dalacin T）

Farida 告诉你她 3 周后就要出发，她不想在旅行的那段时间来例假。当你问她要去哪里时，你发现她的旅行是去麦加朝圣，而不是去度假。而且既往她从未吃过避孕药。

重要的问诊有哪些？至少罗列 3 项

• Farida 既往的月经周期是怎样的？是否规律？

• Farida 是需要避孕，还是只想避免来例假？在一年一度的朝圣活动中，例假可能会让人很不方便，而且 1 个月经来潮的妇女不能履行朝圣的所有仪式。虽然你可以从你的谈话中推断出她是一个虔诚的宗教信仰者，但你不应该认为这意味着她不需要避孕，所以要以基于事实而非预先判断的思维去提问。

• Farida 什么时候去 / 旅行多久？对她来说，在整个旅行期间避开例假是非常重要的吗？朝圣通常至少需要 5 天，但旅行的时间长短取决于她是如何到达那里的。她的本次月经从 4 天前开始，刚刚结束。她的月经周期通常是固定不变的，26~28 天。Farida 告诉你，例假的时候身体反应非常明显，而且第一天总是很痛苦。她告诉你她单身，因此不需要避孕。她和家人将在 1 个月内飞往沙特阿拉伯，总共将离开 1 周左右。她希望把整个例假时间推迟到她回来之后。这是她第一次去麦加。她补充说，一生只需要去一次。

2 种治疗方案

• 炔诺酮片是一种孕激素，被允许用于推迟月经。通常剂量为每次 5 mg，每天 3 次，从预期例假开始前 3 天服用。药片的处方时间通常长达 10~14 天。停药后 2~3 天开始出血。

• 复方口服避孕药（combined oral contraceptive pill，COCP）也可用于延迟

月经，从理论上讲，每月的出血是停药后的出血，而不是月经。Farida 可以在当前周期的第 5 天开始服用，也就是明天（但一定要检查患者他们说例假在某一天是什么意思，因为许多患者把周期的第 1 天算为第 0 天）。如果她连续服用 2 个疗程的药物而不间断，她就不会流血。

按照现在的情况，你更推荐的方案

COCP 方案可能比炔诺酮方案更好，因为后者可能导致雄性征和可能加重她的痤疮。炔诺酮也与腹胀、体重变化、乳房压痛、恶心和头痛有关，当然 COCP 方案也可能导致类似症状。

在朝圣之后，Farida 可能希望在痛经和月经症状明显期间继续服用，那么她还可以尝试甲芬那酸。

确保她能从思想上接受这种方案。如有必要，可强调许多女孩和妇女服用避孕药是出于避孕以外的原因。这一点是否理解不仅对 Farida 很重要，对于她亲戚来说同样重要，以免得出错误结论。

你告诉 Farida 这一点，以及炔诺酮可能会"引起"她的痤疮，她说她很乐意服用避孕药。尤其是她了解到这种药丸通常能让经期症状变轻、疼痛减少后非常高兴，她说"如果效果不错"，会考虑在旅行后继续服用。

你应该问哪些问题来确保药物适合她？写下至少 4 点

• "你的腿部或肺部有过深静脉血栓或血块吗？""有相关家族史吗？"

• "你抽烟吗？"进行询问确认是非常必要的。

• "你有偏头痛吗？"有典型偏头痛史会使口服避孕药（oral contraceptive pill，OCP）患者的卒中风险增加 2~4 倍。

• "你有没有过黄疸或皮肤发黄？"各种肝脏疾病和胆囊疾病都是 OCP 的禁忌证。

• "你戴隐形眼镜吗？"这不是 OCP 的禁忌证，但是戴隐形眼镜的人会发现他们的镜片在开始服用避孕药后变得不舒服。

即使 Farida 只服用了几个月的 OCP，你也必须确保它对她是安全的。因为 OCP 有一长串潜在的禁忌证。

选择检查项目

测量她的血压。

结果是 126/88 mmHg，你告诉她这属于正常范围。

> ### 英国医疗资格标准（UK Medical Eligibility Criteria，UKMEC）之口服避孕药
>
> UKCEC 最初于 2006 年根据世界卫生组织（WHO）的医疗资格标准改编后制定标准，然后于 2009 年更新。根据避孕药使用者的风险增加，相应情况逐级分为四类。
>
> 第 1 类：无使用限制。
>
> 第 2 类：使用避孕方法的好处一般大于风险。
>
> 第 3 类：风险大于优势。通常不推荐使用。
>
> 第 4 类：使用避孕方法会导致不可接受的健康风险。

选择一种 COCP 药物方案

开具固定剂量的 COCP，不要给予安慰剂处方。不间断服用双相片和三相片口服避孕药难以避免药物撤退性出血。刚服用完第一阶段药物的女性需要立即开始第二阶段的药物服用。

可能你还想开具一个含有较少雄激素/孕激素的药丸：去甲孕酮、氢螺烯酮、孕二烯酮、诺孕酯。然而，前 3 个与静脉血栓栓塞（venous thromboembolism，VTE）风险较高相关——见英国国家处方集（BNF）。

你查阅了 BNF 并决定使用一种雄激素含量较少的药物。

选择一种药物

可选择的药物包括 marvelon，mercilon，yasmin，femodene，femodette，millinette，gedarel。然而，如果 Farida 选择 2 个月左右的短疗程，雄激素含量可能并不需要认真考虑，microgynon 或类似的药物将是合适的。

今天你还应为 Farida 做的事情

朝圣活动带来了许多健康挑战，其中大多数来自大量人群聚集的结果。每年有 200 万来自世界各地的人去麦加朝圣。作为一名全科医师，你应该知道其中的一些健康风险，这样你就可以有的放矢地指导患者。

执业护士可以帮助解决其中一些问题。在英国还有专门的朝圣健康诊所以及在线医疗资源。Farida 参与的是一个家庭团体旅行，已经意识到许多风险。她告诉你她已经预约去伦敦的一家诊所打预防针。

朝圣的健康问题

感染

呼吸道感染是最常见的感染。

相关疫苗

• 四价脑膜炎球菌（ACW135Y）疫苗是必不可少的（脑膜炎球菌携带率可为 80%）。

• 常规免疫应及时接种。

• 考虑流感疫苗接种，尤其是对高危患者。

• 考虑甲肝和乙肝疫苗。

• 其他疾病的疫苗，如黄热病，如果经过其他国家就可能需要。

疟疾在麦加、吉达港或利雅得并不构成疾病风险。

卫生用品

• 手卫生至关重要。

• 许多朝圣者戴口罩，但是否有益处不确定，尤其是并非所有朝圣者都定期更换口罩。

其他

• 糖尿病或心血管疾病患者需要特别考虑。

• 可能需要防晒保护，尤其是对于男性（皮肤更容易暴露）。

• 旅行保险。

• 走路需要合适的鞋子。

你要求她 2 个月后朝圣回来后来诊所复诊，这样你就可以检查她的血压，讨论她是否想继续服用避孕药。

参考资料

[1] UK Medical Eligibility Criteria for Contraceptive Use (2009).
http://www.fsrh.org/pdfs/UKMEC2009.pdf.
[2] Fit for Travel (from NHS Scotland).
http://www.fitfortravel.nhs.uk/advice/general-travel-health-advice/hajj-and-umrah-pilgrimage.aspx.
[3] Health and travel advice for Hajj pilgrims (FCO, HM Government; updated annually).
https://www.gov.uk/government/news/health-and-travel-advice-for-hajj-pilgrims.
[4] National Travel Health Network and Centre.
http://www.nathnac.org/.

40 这是我的腿
It's my leg

Alan Jackson，67 岁

已退休的出租车司机

既往史：2 年前心肌梗死；轻度慢性阻塞性肺疾病；背痛；10 年前肩部受伤

用药史：阿司匹林、氨氯地平、辛伐他汀、布地奈德（普米克）和盐酸特布他林（博利康尼）雾化吸入剂

　　Jackson 先生指着自己的右膝和小腿做手势说他"有时"会感到疼痛。晚上脚也会痛，像一种灼热痛。通常他走一会儿路时腿就会"无力"。你试图获得更多关于疼痛的信息，以及怎样会让疼痛好转或加重，但 Jackson 先生并没有给出一个非常清楚的病史。他的另一条腿看起来很好，其他部位都没有疼痛。

　　他 10 年前因肩膀受伤从出租车司机的岗位上退休。2 年前他心脏病发作，从那以后始终感觉不太好。他实在没有任何消遣爱好，只是在房子附近闲逛，活动"在太太的脚边"。医师告诫他心脏病发作后要规律锻炼，但他从未做到。他从十几岁起就开始抽烟，尚未戒烟，喝"适量"的酒。没有糖尿病家族史。他的体重差不多一直是 93 kg，他身高 1.66 m，所以他的体重指数是 33.7 kg/m²。

现阶段的可能性有哪些？写下至少五大类

　　根据模糊的病史，可能是几个完全不同系统的问题。

　　• 肌肉骨骼系统。膝盖和脚踝的退行性关节病（DJD）是最可能的诊断。根据他以前的背痛问题，坐骨神经痛也是可能的诊断。虽然痛风可能发展成慢性，但不太会是这个诊断。

　　• 神经源性疼痛，可能是糖尿病神经病变、椎管狭窄引起的神经源性跛行，或是神经卡压综合征。

　　• 周围血管疾病。间歇性跛行符合病史，很可能是由于他以前的心肌梗死、肥胖、吸烟和久坐的生活方式。

　　• 深静脉血栓。

　　• 感染。从蜂窝组织炎到骨髓炎的各种感染可能。

　　• 肿瘤。在这个年龄段，腿部的原发性肿瘤不太可能，但可能是继发性的。

191

•单纯的肌肉无力会导致腿部"无力"，但不太可能引起疼痛，尤其是单侧疼痛。

你要求对 Jackson 先生进行体格检查。他的血压是 146/90 mmHg，脉搏规律，82 次 / 分。他卷起裤腿，向你展示了一个右小腿，看起来非常粉红，发亮，无毛。这时你向他解释说你需要进一步检查。

接下来的检查

•两条腿均需检查，并做对比，检查皮肤状况、关节和循环情况。别忘记检查股动脉搏动。

•脊椎——检查关节活动度（range of motion，ROM）和是否有压痛。

•腹部——主动脉瘤。

•考虑检查胸部，包括心脏杂音和其他异常。

Jackson 先生坐在沙发上，下垂的两条小腿现在都显得皮肤苍白，没有毛，有点光泽，右腿更是如此。小腿包括足部的皮肤都是完整的，你可以感觉到股动脉和腘动脉的搏动。但两侧足背动脉和右侧胫后动脉搏动未感受到。他的腹部肥胖，但其他方面正常，脊柱功能良好。

可能的诊断

伴有单侧间歇性跛行的周围血管疾病。同时你想知道他听到这个诊断时是否有点沮丧。

周围血管疾病（peripheral vascular disease，PVD）

大约 10% 的人有肺静脉疾病，患者并非均有临床症状。PVD 随年龄增长而增加。

主要危险因素

•其他心血管疾病，包括 ED。

•吸烟史——最重要的可改变的单因素风险。

•糖尿病。

•高脂血症。

•高血压病。

•肥胖。

- 高黏血症。
- Buerger 病。
- Leriche 综合征。

高死亡率: 5 年 50%, 10 年 70%。

如有以下症状, 需怀疑慢性肢体缺血

- 渐进性间歇性跛行。
- 休息时 / 夜间无法解释的脚痛。
- 周围血管搏动缺失或难以感觉。
- 肢体抬高试验阳性 (抬高患肢肤色苍白, 下垂肤色发红) (Buerger 征)。
- 腿部皮肤发亮和无毛。
- 下肢伤口难以愈合。

诊断依据临床特征和踝肱压力指数 (ankle branchial pres sure index, ABPI) <0.9 (正常值 >1)。

处理

- 降低危险因素, 尤其是吸烟。
- 制订间歇性跛行的运动计划。
- 皮肤和足部护理。
- 考虑转诊到血管外科。

急性动脉闭塞可在原发部位或继发部位发生。可能由以下原因引起。

- 斑块破裂或原位血栓形成。
- 心脏或近端动脉栓塞。

如果有慢性肢体缺血, 则可能已出现侧支循环。

故而你可以告诉 Jackson 先生, 这个疾病就如同没有足够的血液进入腿部。这样便可以解释他的症状。你将尽力帮助他。他是否可以戒烟, 因为这是一个很重要的危险因素。

Jackson 先生没有给予明确肯定答复, 他耸耸肩, 补充道: "如果你说这很重要, 我可能会试试看。"

你安排 Jackson 先生去做一次血检, 检查血细胞计数、C 反应蛋白、电解质、尿素和肌酐、肝功能、血脂和糖化血红蛋白, 并送他去护士那里进行戒烟练习, 希望在一定时间内减轻体重。

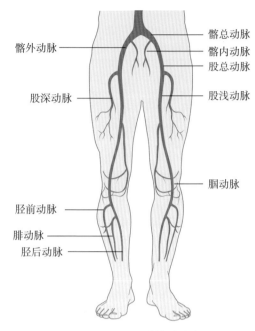

髂外动脉
髂总动脉
髂内动脉
股总动脉
股深动脉
股浅动脉

腘动脉

胫前动脉
腓动脉
胫后动脉

图 2.40.1　　下肢的动脉血供

当你下周给他复诊的时候，需考虑以下几点。

• 评估是否转诊至血管专科。

• 将阿司匹林改为氯吡格雷。

• 将胆固醇降至 4.0 mmol/L 以下。

• 进一步了解他的心理精神状态。

如果其他措施不能缓解他的跛行，萘呋胺酯（naftidrofuryl）可能会有所帮助。

Jackson 先生刚过 4 天就又来就诊。从那天早上起他的腿疼得更厉害了。

检查他之前，你的诊疗思维是怎样的

你应该考虑到由血栓或栓子引起的外周动脉闭塞。如果你漏诊了急性肢体缺血，Jackson 先生可能会被截肢，甚至可能失去生命。他的家人也会对你提出有力的控诉。

你检查 Jackson 先生，发现他的右腿相较另一侧皮肤苍白和皮温降低——事实上，摸上去的感觉几乎是冷的。你也感觉不到右侧动脉的搏动。

现在应做事项

你应该马上把他送到血管外科就诊。

急性肢体缺血

从理论上讲，栓塞比血栓形成对腿部的危害更为严重，因为既往有 PVD 病史的患者可能存在动脉侧支循环。

如果存在以下情况，始终应考虑到动脉阻塞的可能。

• 几分钟、几小时或几天内出现腿部疼痛。

• "6P" 征。

▶ 疼痛。

▶ 苍白。

▶ 无脉。

▶ 感觉异常。

▶ 运动障碍。

▶ 皮温降低。

如果腿部有广泛的侧支循环，腿的肤色可能暗淡而不是苍白。

处理

• 立即安排入院接受血管手术。

• 血运重建（血管成形术或旁路手术）可挽救肢体。

• 动脉内膜切除术是治疗局部疾病的好选择。

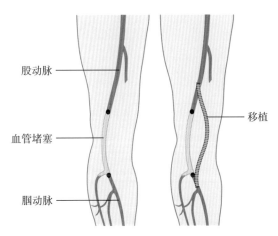

股动脉

血管堵塞

腘动脉

移植

图 2.40.2　**股腘动脉旁路移植术**

告知病情

你的陈述最好简要，告诉 Jackson 先生他的腿现在缺血情况严重，病情进展很快，应尽快转诊并由专科医师来进行诊治以避免最坏的结果。询问他是否需要你告知他的太太或其他人。

Jackson 先生被送入医院，并接受了股腘动脉旁路移植术。因其患有慢性阻塞性肺疾病，术后情况一度十分危急。

参考资料

[1] CKS/NICE Peripheral arterial disease.
    http://cks.nice.org.uk/peripheral-arterial-disease#!topicsummary.
你也可以尝试阅读本部分第 4 个专题"我的膝盖很痛"。

我腹泻得很厉害
I'm having terrible diarrhoea

John Baker，61 岁
博彩店经理
既往史：高胆固醇血症
服药史：阿托伐他汀每天 20 mg

你认识 Baker 夫妇好几年了。他们都很健康，鲜有就诊。这次 Baker 先生预约了你的门诊。你在诊室看到他从走廊过来，看上去有点疲倦和沮丧。他坐下，叹了口气，你问他今天能为他做些什么。Baker 先生告诉你他得了"严重的腹泻"。

你的下一个问题是什么

你应该先抛出一个开放性的问题，给 Baker 先生一定时间聊聊。患者通常会在第 1 分钟滔滔不绝，在这段时间里，Baker 先生很可能会提供给你所需的重要信息。接着你可以完善病史，首先用更多的开放性问题，然后是一些具体的封闭性问题。

恰当的开放性问题，例如："告诉我更多关于腹泻的信息。"

Baker 先生告诉你，他大约已经腹泻 5 天了。他每天要上 5 次厕所，大便稀。起初他觉得有点不舒服，现在已经好多了。Baker 先生怀疑这可能是他吃了什么东西引起的，但不确定是什么。他的妻子没什么不舒服。他们照料着 2 岁的孙女 Bethany。她时而会生病，传染给 Baker 夫妇，但这次她看起来很好。

通过这个开放的问题和倾听，你可以获得很多关于当前疾病的有用信息，以及 Baker 先生自己的看法。Baker 先生正向你提供他认为你需要知道的实际情况。此时你就进一步完善病史了。

在诊疗过程中，你还应该探寻哪些信息

了解更多关于当前疾病的信息。您已经清楚了症状的持续时间和频率。接下来你应该具体问一下以下内容。

• 出血迹象。

• 发热。

197

•疼痛。

探究可能的原因。应该包括以下几种。

•任何接触史。

•近期旅行史。

•新增药物服用史。

•近期的情绪、压力状况。

评估脱水程度。

•尿量如何。

•液体摄入量如何。

•是否有其他症状，如头晕和乏力。

急性腹泻的原因

•病毒，如轮状病毒、诺如病毒。这是最常见的原因。

•细菌，例如弯曲菌、沙门菌、志贺菌。

•寄生虫，如贾第虫病。

•药物治疗，如二甲双胍、抗生素和其他许多药物 [详见英国国家处方集（BNF）]。

•急性焦虑。

•急性严重肠道疾病。

　•阑尾炎。

　•肠缺血。

•首次出现慢性腹泻（见下框：慢性腹泻的成因）。

Baker 先生确认没有其他症状，没有出血，没有发热，也没有明显的疼痛。身边的人近期也没有腹泻症状。当你询问他的近期旅行史时，他开心地笑了，他说最近和妻子去了 Margate 度过了一个周末长假。他一直大量饮水，但尽管如此，自己小便量仍比平时少，而且尿液看起来比平时更浓。

你应该做什么检查

你应该检查一下 Baker 先生的生命体征，并给他的腹部做体格检查。

结果是，脉搏 84 次 / 分，脉搏规律，血压 139/86 mmHg，体温 36.7 ℃。腹部柔软，稍有腹胀。无明显压痛，肠鸣音存在。

最可能的原因是什么

Baker 先生很可能是得了病毒性疾病。没有其他症状，如出血、疼痛或发热，这与细菌性疾病不符。这些症状出现意味着做粪便检验。

Baker 先生脱水了吗

Baker 先生的尿量减少和尿液浓度增加表明了存在轻 / 中度脱水。他的脉搏和血压正常则表明脱水并不严重。

如何解释你的诊断

你的解释应该简明扼要。比如："Baker 先生，你腹泻最可能的原因是感染了病毒。这可能是你从别人身上感染的疾病，导致你的肠道变得非常敏感。不久之后，身体就会清除这种病毒。在此期间，最重要的是补充足够的液体防止脱水。"

你应该提供什么建议

强调补充液体的重要性。Baker 先生可能会发现口服补液盐是非常有益的。但如果 Baker 先生有严重腹泻的迹象，你应考虑将他收住入院。

同样重要的是要有一个明确的保障措施，说明何时需要进一步就诊。

保障措施应该包括什么

这里有两个重要的方面。

当前病情恶化。

• 出现发热或疼痛加重。

• 脱水的迹象（如尿量进一步减少）。

症状持续存在则表明是慢性疾病。

• 症状持续 4 周及以上。

Baker 先生非常感谢你的清晰解释和建议，之后回家了。

第 2 个月 Baker 先生来复诊，因为他记得你曾建议如果 1 个月后腹泻没有好转，就需要复诊。他告诉你腹泻已持续 6 周了。虽然情况比以前稍微好了一点（现在他一天只去 3 次厕所），也没有出现其他新的症状，比如出血或发热，但他认为应该再来一次。

现在需要做什么

Baker 先生现在疑似下消化道癌症，符合指南的 2 周转诊路径。

下消化道癌症指南中的疑似病例

如有下列情况，请参照 2 周原则。

• 40+岁，直肠出血，排便习惯改变和（或）大便频率增加，症状持续 6 周。

• 60+岁，直肠出血持续 6 周或以上，无排便习惯改变，无肛门症状，应紧急转诊。

• 60+岁，排便习惯改变和（或）大便次数增加，持续 6 周或以上，无直肠出血。

• 右下腹肿块或直肠可触及肿块。

• 任何年龄段的男性出现不明原因的缺铁性贫血且血红蛋白在 11 g/100 mL 及以下。

• 有不明原因的缺铁性贫血且血红蛋白在 10 g/100 mL 及以下的非经期妇女。

你向 Baker 先生解释说，由于腹泻症状持续，他需要去急诊，那里会有专科医师为他做一些排除癌症的检查。Baker 先生看起来有点震惊，但他也很高兴他的症状始终被认真对待。

3 周后，你收到一封来自专科医院的电子邮件。Baker 先生接受了结肠镜检查，并被诊断为感染后肠易激综合征。

慢性腹泻的成因

• 肠易激综合征。

• 慢性感染。

• 炎性肠病（如溃疡性结肠炎或克罗恩病）。

• 乳糜泻。

• 显微镜下结肠炎。

• 结肠憩室病。

• 结肠癌。

参考资料

[1] Nice cancer guidance.
  https://www.nice.org.uk/guidance/cg27/.
[2] CKS/NICE Gastroenteritis.
  http://cks.nice.org.uk/gastroenteritis BNF.org.
你也可以尝试阅读本部分第 12 个专题"我的宝宝肚子不舒服"和第 10 个专题"我的肛门有问题"。

42 护士上周给我做了糖尿病相关检查，我是来查看结果的

The nurse did my diabetes check last week. I'm here for the results

---

Sahra Ali，59 岁

失业

既往史：2 型糖尿病；高血压；无并发症

服药史：二甲双胍 1 g 每天 3 次，阿托伐他汀 40 mg 每天 1 次，雷米普利 10 mg 每天 1 次

Ali 夫人一家都是你诊所长期签约的居民。她们一家来自索马里。你通过系统对 Ali 夫人进行随访，近期她刚进行了糖尿病相关的年度检查。

- 尿液常规检查结果阴性。
- 血压：127/74 mmHg。
- 无周围神经病变的证据。
- 不吸烟。
- 最近的眼科检查——没有糖尿病眼病的证据。
- 体重指数——29 kg/m^2（较去年的 26 kg/m^2 升高）。

她的血液和尿液检测结果详见下文（表 2.42.1）。

Ali 夫人走进你的房间，坐了下来。她很想知道她的血液化验结果。

这其中重要的结论是什么

Ali 夫人的糖化血红蛋白相比上次检查数值更高了。她的体重指数也升高了。

你在诊疗过程中应如何处理这个问题

你应该首先向 Ali 夫人解读结果，特别是她的糖化血红蛋白指数（这是反映过去 3 个月平均血糖的指标）自去年以来变得更糟了。你需要确保 Ali 夫人理解这意味着什么，以及控制好糖化血红蛋白的重要性，降低未来并发症的风险。看看她是否知道糖尿病并发症。如果不知道，请给出简要的概述（例如"心脏病、肾脏疾病以及不能用眼镜来解决的眼睛问题"）。

一定要让 Ali 夫人参与到讨论中。她了解自己的情况吗？她有患糖尿病的亲友吗？她有针对性学习相关资料吗？重要的是，她知道为什么去年血糖会上升吗？

Ali 夫人告诉你，她对自己的血糖水平上升并不感到惊讶。因为这一年过得很糟心。她的母亲几个月前去世了，夏天的时候大女儿的婚姻破裂，她搬回了家里。现在她的心情好转了一些，但有一段时间吃得太多了，尤其是甜布丁和蛋糕。虽然饮食已得到了控制，但体重增加了，因此可能加重病情。

表 2.42.1　Ali 夫人的检查结果

项目	去年	今年
糖化血红蛋白	51 mmol/mol（6.8%）	65 mmol/mol（8.1%）
胆固醇	3.4 mmol/L	3.8 mmol/L
尿素和电解质	正常	正常

小贴士

不应随意假定患者了解自身病情。在慢性疾病管理中，初诊对于帮助患者了解病情和治疗背后的基本原理至关重要。同样，你也不能在之后的随访中假设患者对病情的了解程度。这需要核实，如果有必要，可以回到第一次诊疗阶段的患者教育。

英国糖尿病网站是一个很好的资源。你也可以参阅一些糖尿病教育课程，如DESMOND 课程。

在今天的诊疗中，你的目标是什么

这次就诊结束时，你应该和 Ali 夫人就减少糖摄入的计划达成一致。Ali 夫人应是这个计划的主导者，并确保计划适用于她的生活，这一点非常重要。

你有什么选择？请列举两方面

• 通过饮食和运动降低糖化血红蛋白。
• 进一步药物治疗以降低糖化血红蛋白（例如格列齐特或胰岛素）。

你给 Ali 夫人描述了以上内容。她非常希望通过改善饮食和锻炼来降低糖化血红蛋白。她最近加入了当地的一个步行团体，但她不明白如何改善饮食。

2 型糖尿病的健康饮食原则

水果和蔬菜

目标是每天 5 种不同颜色的果蔬。

碳水化合物

• 选择缓慢吸收 [低血糖指数（glycemic index，GI）] 的碳水化合物——
最好是全麦的。

• 限制每餐的摄入量。

• 少食多餐。

糖类

• 尽可能减少摄入。

• 避免任何含糖饮料（包括果汁）。

脂肪

尽量限制。

蛋白质，如肉、鱼、豆类

每天的食物应包含这些种类。

盐

限盐，<6 g/d。

你能做些什么来帮助她

你手边有几个选择。

• 建议她重新学习糖尿病教育课程（例如 DESMOND）。

• 提供一些有用的资源（比如英国糖尿病网站，该网站有一个关于食谱的部分，有许多患者的信息和建议。在斋月期间糖尿病的管理方面可能对 Ali 夫人有用）。

• 建议她到护士或营养师那里进一步讨论。

你展示给 Ali 夫人一些英国糖尿病网站上她感兴趣的食谱。她也渴望回顾 DESMOND 的课程。距离她上次参加以来已经有一段时间了，她很想回去学习更多的东西。

最后，你问 Ali 夫人，她的目标是什么。她很清楚，她想通过健康饮食和锻炼来降低血糖和体重。她打算坚持计划，尽可能长时间地保持健康！她告诉你，几个月后她会来看你，你将会看到变化。

什么是 DESMOND 项目

　　DESMOND 项目是一个在社区为 2 型糖尿病患者或有患病风险的人开设的糖尿病教育课程。它由训练有素的卫生保健专业人员和非专业教育工作人员提供，涵盖了管理（或预防）2 型糖尿病的信息和实用方法。建议所有新被确诊的 2 型糖尿病患者参加该课程，它也适用于长期患有 2 型糖尿病且需要"充电"的患者。对于 1 型糖尿病患者也有类似的课程，如 DAPHNE。

6 个月后，Ali 夫人又来找你，她又做了一次糖化血红蛋白检查。

• 她最新的糖化血红蛋白水平为 52 mmol/mol（6.9%）。

• 她的体重指数也回到了 26 kg/m^2。

她很高兴能以合理的方式把这些指标恢复到从前，她很感激你对她的帮助。

参考资料

[1] Diabetes UK.
https://www.diabetes.org.uk.
[2] CKS/NICE Type 2 diabetes.
http://cks.nice.org.uk/diabetes-type-2.

43 我的皮肤很痒
My skin is really itchy

Chloe Chen，8 岁

既往史：无

服药史：无

Chloe 预约了你今天的门诊。你以前见过她 2 次，她好像也认识你。你感觉今天带她进来的人是她妈妈（正如你所猜测的那样）。她介绍自己叫 Sao Chen。Chloe 坐在妈妈旁边，你问 Chloe 你能为她做些什么。Chloe 说："我的皮肤很痒。尤其是在晚上。有时我整夜地发痒。"这时，妈妈补充说："我们试着用一些屁屁霜（Sudocrem）和保湿润肤乳（E45），但都没有效果。"

你现在想问什么问题？至少想 4 个

• 有皮疹吗？如果有，在哪里？

• 持续多久了？

• 你注意到有什么诱发因素吗？可能是宠物、压力或饮食变化？

• Chloe 以前也有过这样的情况吗？

• 家里有人患湿疹、哮喘或花粉症吗？

• 是否疼痛？痛则表明细菌感染。

• 妈妈尝试治疗多久了？

Chloe 和她妈妈继续说道，她的肘部和双手瘙痒严重。以前脸上有点痒，但现在好了。他们没有发现任何诱因。家里刚做了一些装修工程，到处尘土飞扬。上月起瘙痒情况更糟了。Chloe 并没有感到疼痛。Chen 女士试了数周的屁屁霜都没有效果。她在上周末开始使用 E45，似乎也没有多大帮助。妈妈接着说，自己小时候得过湿疹，但长大后就好了。

描述一下你的检查计划

首先，你应该告诉 Chloe 和她妈妈你想做什么。要说明接下来检查的重点。

你的检查应该包括观察皮肤所有的瘙痒部位，以及对皮肤的全面评估。

你检查 Chloe，发现她的两侧肘前窝和双手（尤其是她的第 2、第 3 和第 4

根手指，以及双手手背）都有干性的剥落皮肤。有些地方有点红。其余的皮肤基本正常。

你的诊断是什么

诊断可能为特应性湿疹。

表 2.43.1　儿童常见瘙痒性皮疹

疾病		特征
特应性湿疹		干燥剥脱的皮肤 典型对称性分部 某些因素导致病情加重 按文中所述处理
癣		界限清楚的圆形病灶 可单发 用抗真菌乳膏治疗
疥疮		广泛的剧烈瘙痒和痛楚 全身皮疹 螨虫潜伏在手指间皮肤松弛处 局部治疗（如氯菊酯霜）

你如何解释这个诊断

尽量用儿童易懂的语言向母亲和孩子解释诊断结果。比如："你得了湿疹，这意味着你的皮肤会感到干燥和瘙痒。有时因为某些东西（如灰尘或宠物），使得情况变得更糟。很多方法可以使得症状转好。"此外，你还应该提供患教宣传页（可以从 patient.co.uk 下载）。你还应问问 Chloe 和她妈妈，他们是否清楚你的解释。

Chloe 和她的妈妈都点点头，妈妈问："她长大后就不会这样了吗？"

小贴士

湿疹伴随疼痛 = 感染。

特应性湿疹出现新发疼痛就可能说明存在细菌感染。应该用口服抗生素治疗（如口服氟氯西林 1 周）。

Chloe 长大后就不会这样了吗

她的母亲和许多孩子都是长大后就没再复发皮疹了，所以很有可能她长大后也不再复发。你可以说很有希望，但不能保证。

在诊疗计划中你主要讨论的是什么

- 润肤剂的使用。
- 保护措施（如避免触发诱因）。
- 短期局部使用类固醇乳膏。
- 止痒药物（如夜间使用抗组胺药物）。

如果孩子妈妈考虑使用草药治疗，应进行探讨，若不适宜，应及时劝阻。

该如何使用润肤乳

规律使用。患有湿疹的情况下，皮肤保持水分的能力减弱，这会使病情恶化。所以坚持规律使用润肤乳是极其重要的。屁屁霜不是一种有效的润肤乳（这是一种常用于预防或治疗尿布疹的尿疹膏）。她试过 E45，但可能时间不够长而没见效。

她可以尝试哪些保护措施

你可以推荐以下所示的简单方法。

特应性湿疹的保护治疗

- 避免挠抓湿疹处。
- 指甲需短些。
- 避免诱发因素。

大部分患者的健康宣教页中都会提及这些措施。与抗组胺药一同应用，这将有利于打破瘙痒 – 抓挠的恶性循环。

她应该如何应对潜在的诱发因素

Chloe 和她的家人应该试着通过观察来寻找出任何可能的诱发因素，并尽量避免常见的诱发因素。

特应性湿疹的常见诱因

- 食物，例如牛奶、蛋、小麦、大豆、花生。
- 刺激物，如肥皂、洗涤剂。
- 温度，特别是用热水洗手。
- 面料，如合成纤维面料和羊毛。
- 吸入性过敏原，如室内尘螨、花粉等。
- 情绪压力。
- 荷尔蒙。

应该使用类固醇乳膏吗

有可能在规律地使用润肤乳和运用适当的保护措施的情况下，Chloe 的湿疹不需要外用类固醇乳膏就能消退。然而，如果没有好转，或者情况变得更糟，使用类固醇乳膏则会有所帮助。使用的类固醇药膏的强度应与湿疹暴发的严重程度有关，应尽可能把使用疗程缩短，在其消退后 2 天即停止使用。

类固醇乳霜

轻效：1% 氢化可的松（可用于面部）。

中效：丁酸氯倍他松。

强效：戊酸倍他米松。

超强效：丙酸氯倍他索。

Chloe 妈妈决定，他们先不使用类固醇乳膏，但如果情况没有好转，他们会回来复诊。你开了一种润肤剂软膏，既能用于湿疹暴发期（大剂量使用），也可之后规律（少量）使用。

Chloe 和她妈妈满怀期待地带着你的处方和患教宣传页离开了。

参考资料

[1] CKS/NICE Eczema.
http://cks.nice.org.uk/eczema-atopic.
[2] Patient information.
http://www.patient.co.uk/health/atopic-eczema.

44 医生，我突然觉得很沮丧
Doctor, I'm just feeling really down

James McCormack，54 岁
叉车司机
既往史：2 型糖尿病
服药史：二甲双胍 500 mg bid，雷米普利 5 mg qd，辛伐他汀 40 mg qn

McCormack 先生疲惫地坐了下来，低声说："医生，我现在感到非常沮丧。你能帮助我吗？"这时他哭了起来，你递给他一张纸巾。

接下来你该怎么做

这时也许你应该退一步思考。如果你快速地提出许多问题，则可能会导致本次就诊结束。给他一点空间，听他说。

在你的热情和同情感染下，McCormack 先生继续讲述他的情况。

"医生，情况变得很糟。我从来没有像现在这样，但是，我是真的很沮丧。去年年底我失业了。我在那家公司工作了将近 20 年。而从那以后我一直没能找到工作，各种事情就都开始不对劲了，大多数晚上我睡不着，只能坐在那里哭，也吃不下东西，几乎没有出过门。我很纠结，连电视也看不了，太糟糕了。我妻子不知道该拿我怎么办。今天是她逼我来的。真的很糟糕，真的很糟糕，医生。"

你现在会怎么做

重申一次，不要急着问更多的问题。这时表现出同情心也许是个好的选择，比如："我很抱歉听到这些。"这时 McCormack 说："谢谢你，医生。在此之前我从未有过这种感觉。"

为了进一步明确抑郁症，你需要问些什么问题

你需要掌握一些关键内容。

首先，了解和明确他的抑郁症表现。McCormack 先生已经给你提供了很多信息，但筛检一些内容是很有益处的。

- "你从生活中获得快乐了吗？"
- "跟我谈谈你的睡眠吧"
- "你的注意力怎么样？"
- "你现在喝酒吗？"

McCormack 说他几乎没有从生活中得到任何乐趣。他过去很喜欢钓鱼，但很久没钓了。唯一能让他面露笑容的是当他看到他的外孙和外孙女的时候。他女儿每周会带他们来几次。他们一个 18 个月大，另一个 4 岁。他的睡眠通常很差，经常在凌晨 4 点醒来。他现在不怎么喝酒。他过去周末常去酒吧，但最近不想去了。

其次，了解情绪低落对 McCormack 的影响。试着问："这对你有什么影响？"

McCormack 说他的抑郁表现极大地影响了他与妻子的关系，还使自己无法振作找工作。

重要的是，你需要评估自杀风险。自杀倾向在抑郁症中很常见，当患者了解相关情况，就会安心很多。

你会问什么问题来评估他的自杀风险

有意义的提问包括以下内容。

- "你有没有想过伤害自己？"
- "你想过自杀吗？"
- "你有什么念想吗？"
- "怎么去完成这些念想？"
- "是什么阻止了你这么想呢？"

当你问起这件事时，McCormack 先生又滔滔不绝地说了起来。他曾有过自杀的念头，但知道自己不会付诸行动。因为一想到他的外孙和外孙女，他就不想自杀了。

诊断是什么

McCormack 患有严重的抑郁症。

你该如何处理

对于中度至重度抑郁症患者应提供以下治疗。

- 抗抑郁药（首选 SSRI 类药物）。

44

医生，我突然觉得很沮丧

- 心理治疗。

生活方式也是非常重要的，比如下列几点。

- 运动和积极的心态。

- 社交活动，经常与家人朋友交流。

- 给予关于睡眠的健康指导。

最后，有必要问问抑郁症患者："你认为你能做些什么来改变现状？"人们通常很清楚知道什么可能对自己是有帮助的。

你什么时候再次对 McCormack 先生进行评估

应在 2~3 周内让 McCormack 来复诊。SSRI 类药物需要这么长时间才能起效。如果情况变得更糟，应该建议他尽早复诊。

参考资料

[1] CKS/NICE Depression.
http://cks.nice.org.uk/depression.
你也可以尝试阅读本部分第 37 个专题"这些天我觉得浑身不舒服"。

45 我的胃烧得很厉害
I've got a really bad burning in my stomach

Halima Akhber 夫人，39 岁

全职太太

既往史：无

服药史：目前无

Halima Akhber 夫人今天前来就诊，是因为在过去的几个月里，她一直被"严重的胃部灼痛"所困扰，还伴有恶心感。当她吃东西的时候，症状会加重。她试过药剂师开的一些盖胃平（gaviscon）。症状有所缓解，但并没有完全消除疼痛。在家她就像一名保育员样工作，上周因为疼痛不得不休息了几天，现在已经受够了。

你继续倾听着，她告诉你，她的祖父去年因胃癌去世了，她担心这可能也会发生在自己身上。

正是由于你给了 Akhber 夫人足够的时间来描述病情，她才能给予你关于她病情的很多有用信息，它是如何影响她的，以及她内心深处的想法（有关于她祖父的癌症）。

你对可能的诊断有什么初步的想法？写下至少 3 种可能性

- 消化不良。
- 消化性溃疡。
- 肠易激综合征（IBS）。
- 恶性肿瘤（可能性较小，但需要排除所有的危险信号）。

> **提示恶性肿瘤的危险信号——需要紧急转诊**
>
> ▶ 慢性消化道出血。
>
> ▶ 无诱因的进行性体重减轻。
>
> ▶ 进行性吞咽困难。
>
> ▶ 反复出现呕吐。
>
> ▶ 缺铁性贫血。
>
> ▶ 上腹部肿块。
>
> ▶ 55 岁以上反复出现或无诱因近期出现的消化不良者。

哪些问题可以帮助你排除危险信号

• "有没有体重减轻？"

• "你有吞咽问题吗？"

• "有没有呕吐？"

• "有没有大便带血？"

幸运的是，她的回答都是否定的。

你应该询问 Akhber 女士服用哪些药物

我们有必要询问她是否在药房购买过 NSAID（非甾体抗炎药，如布洛芬）。
Akhber 女士告诉你，除了盖胃平，她没有服用过任何其他药物。

你应该继续询问她的生活方式

吸烟和饮酒都会导致胃酸过多加重消化不良。而 Akhber 女士既不抽烟也不
喝酒。

你也需询问她是否注意到有哪些食物或饮料会引起她的不适。她说没有什么
特别的，但是当她饥饿的时候症状会加重。

可能加重消化不良的生活方式	
• 肥胖。	• 压力。
• 吸烟。	• 饱腹入睡。
• 饮酒。	

哪些体格检查能有助于你的诊断

体格检查会对你有所帮助。

• 检查结果有助于证实你的诊断。

• 确认不存在需住院治疗的急腹症或消化道出血。

• 确认没有恶性肿瘤的迹象。

体格检查结果。

• 脉搏 74 次 / 分。

• 体重 94 kg，体重指数 $31.4 \ kg/m^2$。

• 腹软，上腹部轻压痛，没有明显包块。

• 没有证据提示腹膜炎。

你的诊断是什么

病史及体格检查提示为胃酸过多性消化不良。目前尚无提示恶性肿瘤的危险信号。

你该如何用患者能够理解的方式解释你的诊断

尝试你擅长的方式。一个很好的例子可能是："你的胃因为胃酸刺激了胃壁而引起了疼痛。"

需要特别指出的是，从她的病史及体格检查中没有提示恶性肿瘤的证据，你要告知清楚。

你的诊疗方案

• 生活方式：减肥对于 Akhber 女士来说是非常有益处的。她可能还想看看哪些食物会加重她的症状，而此时食材表就会很有帮助了。

• 幽门螺杆菌检测。

• PPI 治疗：应给予 1 个月的足量 PPI（如奥美拉唑 20 mg）。如果没有消除症状，那么你应该让 Akhber 夫人在治疗结束后复诊。

参考资料

[1] CKS/NICE Dyspepsia.
http://cks.nice.org.uk/dyspepsia-unidentified-cause.

46 # 我想谈谈关于我患乳腺癌的风险
I want to talk about my risk of breast cancer

Desta Gebru，36 岁

会计

既往史：轻度哮喘

服药史：沙丁胺醇 100 μg，每天 2 次（必要时）

Gebru 女士是你诊所的新建档居民。她出生在埃塞俄比亚，但过去 16 年一直生活在英国。她预约了周二下午诊所的常规时段就诊。她坐下来说："我想谈谈关于我患乳腺癌的风险。"你让她说得再具体些，她接着说："我姐姐和我之前聊起，我们家族有很多患癌症的女性。其中一大部分都患有乳腺癌。我觉得检查一下身体是非常重要的。"

以你的经验，你现在需要做什么

你需要为 Gebru 女士绘制一个家系图，其中包括以下几点。

• 所有已知亲属的任一癌症病例（不仅仅是乳腺癌）（三级以内——见表 2.46.1），包括女性和男性病例。

• 所有已知的基因缺陷（*BRCA1*，*BRCA2*，*TP53*）。

• 发病年龄。

• 单侧或双侧。

你和 Gebru 女士一同谈论她的家族史。7 个孩子中 4 个是女孩，她是最小的。

• 她的姐姐 Senalat 在 43 岁时被诊断出患有单侧乳腺癌。1 年后她去世了。

• 她母亲身体很好，是三姐妹之一。

• 她的阿姨 Zena（母亲的姐姐）死于乳腺癌。这是很久以前的事了，她记不太清了。

她的阿姨 Fana（母亲的第 2 个姐姐）死于卵巢癌，具体不清楚。

以上家庭成员都在埃塞俄比亚接受了诊断和治疗。她没有任何基因测试的结果。

在她的家族中没有其他的病例了，也没有男性癌症史。她的祖父母都是自然死亡，她父亲一方的家族没有癌症。

尝试为 Gebru 女士画家系图

你可以绘制一个简单的家系图，并与 Gebru 女士共享以供确认（图 2.46.1）。

表 2.46.1　亲属等级

亲属等级	亲属
一级	母亲、父亲、女儿、儿子、姐妹、兄弟
二级	祖父母、孙子、孙女、阿姨、叔叔、侄女、侄子、同父异母的兄弟姐妹
三级	曾祖父母、曾孙、姨婆、叔公、表弟、侄（外）孙、外甥女

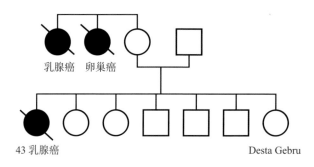

图 2.46.1　Desta Gebru 的家系图

病史采集方面，你还应该问 Gebru 女士一些什么问题

• 她是否注意到乳房有变化？

• 她有过孩子吗？如果有，她是否母乳喂养过孩子。

Gebru 女士说，她没有观察到自己的乳房有任何变化，并且她从未生育。

Gebru 女士是否需要被转诊至乳腺癌家族史专科门诊

需要。她有一个一级亲属和一个二级亲属患有乳腺癌，还有一个二级亲属被诊断患有卵巢癌。无论他们的发病年龄是几岁，她都应被转诊。

关于下一步该怎么做，你应该对 Gebru 女士说什么

你应该对接下来的步骤给出一个清晰、非术语的解释，那就是你会将她转诊至家族遗传专科门诊，在那里很可能会对她进行基因检测。你可以这样说："因为你的家族史，所以你有可能有一种基因，它会增加你患乳腺癌的概率。我想给你

转诊到专科门诊的标准

- 有 1 名一级女性亲属在 40 岁以下被诊断患有乳腺癌。

- 有 1 名一级男性亲属在任何年龄被诊断患有乳腺癌。

- 有 1 名一级亲属患有双侧乳腺癌，且第一次被诊断出来时年龄在 50 岁以下。

- 有 2 名一级亲属，或 1 名一级亲属和 1 名二级亲属，在任何年龄被诊断患有乳腺癌。

- 有 1 名一级或二级亲属在任何年龄被诊断为乳腺癌，有 1 名一级或二级亲属在任何年龄被诊断为卵巢癌（其中至少 1 名应为一级亲属）。

- 有 3 名一级或二级亲属在任何年龄诊断为乳腺癌。

（引自 cks.nice.org.uk/breast-cancer-managing-fh）

介绍家族遗传专科门诊。他们会对你进行诊疗，问你更多问题，并为你提供一些测试来筛查这些缺陷基因。"这样解释就告诉了 Gebru 女士接下来会发生什么。

你向 Gebru 女士解释目前情况，她很坚强地接受了这个方案，和她预计的情况一样，但她很庆幸自己受到了认真对待。

Gebru 女士在当地医院的乳腺癌家族遗传门诊就诊。她接受了进一步诊疗，并选择进行乳腺癌的基因筛查。她明白，如果其中某个基因检测呈阳性，那她可能会被建议实施乳腺切除手术。

专科门诊的后续信息显示，Gebru 女士接受了乳腺癌相关基因检测，所有相关基因检测结果都是正常的。专科门诊的建议是 Gebru 女士需遵循一套简单的措施（在下框中概述）来监测她的乳腺，以降低她未来患乳腺癌的风险。

1 个月后你对 Gebru 女士进行复诊，并讨论了她的观察措施。她对此有点不明白，想和你核实一下。同时她很高兴，她没有任何相关的缺陷基因，她会尽最大努力来减少未来的风险。

Gebru 女士告诉你，她会提高她的锻炼程度。没有"乳腺癌基因"让她感到非常欣慰，她渴望组建一个家庭，并表示她应该会在今年夏天结婚。她不希望她的孩子像她的兄弟姐妹那样因癌症失去母亲。

英国所有女性都有权通过下框中概述的 NHS 乳腺普查项目进行筛查。

乳腺癌高风险女性

- 都应有"关注乳房意识"。
- 应明白乳房正常状态，并报告变化（如不适、疼痛、肿块、增厚、乳头变化、分泌物及皮肤变化）。

以下措施可以降低患乳腺癌的风险。

- 体育锻炼。
- 保持健康的体重。
- 减少酒精摄入。
- 较为年轻时生育第一个孩子。
- 母乳喂养。

NHS 乳腺普查项目

- 每 3 年向 50~70 岁女性提供 1 次。
- 目前在英格兰推广，普查年龄延长至 47~73 岁妇女。
- 年龄不在其所在地区筛查年龄范围的妇女可以自行申请。

参考资料

[1] National Institute for Health and Care Excellence (NICE) Familial breast cancer: classification and care of people at risk of familial breast cancer and management of breast cancer and related risks in people with a family history of breast cancer (NICE, 2013).
[2] NHS Breast Screening Programme.
http://www.cancerscreening.nhs.uk/breastscreen/.
[3] Cancer Research UK.
http://www.cancerresearchuk.org/about-cancer/cancers-in-general/causes-symptoms/genes-and-inherited-cancer-risk/.

我后面痛得很厉害
I've got a terrible back ache

Ray Watkins，54 岁
木匠
既往史：肾结石
服药史：无

　　Watkins 先生已经预约了你周三上午的门诊。他上一次就诊还是在 6 年前，当时他患了流感。回顾他的门诊记录，他不是一个常来麻烦医生的人。你来到等候室并呼叫 Watkins 先生。他慢慢地站了起来，皱着眉头，蹒跚地沿着走廊走到你的诊室。

　　你问 Watkins 先生能为他做些什么。他摇摇头说："医生，我的后面痛得很厉害。"你让他多提供点信息，他接着说："症状大约是 3 周前开始的，我在工作时伸了伸懒腰，感到一阵剧痛，当时没什么，可第二天早上症状却变得更严重了。我在床上躺了大约 1 周。之后我想来看你，但是我太疼了，我就去看了另外一个医生，他让我休息了 2 周。老实说，症状并没有好转，按目前的情况，我可能再也回不到原来的状态了。"

你认为今天 Watkins 先生想要通过本次就诊得到些什么
- 他想缓解疼痛症状。
- 他可能还需要医师开具病假单。

关于疼痛症状，你还想了解些什么
你应该问以下问题。
- 疼痛的具体位置？
- 疼痛会转移到其他部位吗？
- 你的腿有什么症状（比如疼痛、无力或感觉障碍）吗？
- 有膀胱或肠道症状吗？
- 什么时候疼痛加重？
- 休息时或晚上痛吗？

- 是否有发热？
- 你尝试过哪些方式止痛？

Watkins 先生说，疼痛主要集中在腰部。他的右臀有一些放射痛，但腿部没有疼痛或无力。当他起来尝试做点事时，疼痛会加重，当他平躺在床上时，疼痛就会减轻。因而他一直尽可能多地平躺，希望这能改善症状。夜间疼痛会减轻，没有膀胱或肠道症状，也没有发热。他用了前几天全科医师给他开的布洛芬，但似乎没有效果。

Watkins 先生的腰背痛属于哪种类型

据你所知，这很可能是机械性腰背痛，是由 3 周前的轻微拉伤引起的。

疼痛是怎样影响着 Watkins 先生的生活的

此时开放性的问题也许是个好的选择。试着说："告诉我更多关于背痛对你生活的影响。"

你问了 Watkins 先生这个问题时，他回答道："有着非常大的影响。我不能工作，在家也帮不上忙，我妻子因此很烦心。"

描述体格检查项目

应先充分暴露腰背部。仔细视诊、触诊有无畸形，检查疼痛区域。通过让他向前弯腰和左右两侧侧倾来检查运动能力。

让他平躺在诊疗床上，评估下肢的神经系统症状，特别是：

- 有无肌力下降。
- 有无感觉丧失。
- 有无肌张力改变。
- 有无反射消失或不对称。

进行"直腿抬高试验"来检查神经根性疼痛（坐骨神经痛）。这项检查要求患者取仰卧位，同时你依次抬起双腿，保持双腿处于伸直状态。神经根性疼痛通常可以由这种运动引起，向上抬起到特定程度时，腿部会产生放射性疼痛。

Watkins 先生的检查结果显示，他整个腰部非常难受，但没有畸形。所有方向的运动都因疼痛和僵硬而受限。下肢没有阳性的神经系统体征，两侧直腿抬高试验均没有出现坐骨神经痛的表现。

腰背痛评估中的危险信号

▶ 膀胱功能障碍或大便失禁（马尾综合征？）。

▶ 休息或夜间疼痛（恶性肿瘤？炎症性关节炎？）。

▶ 出汗、体重减轻（恶性肿瘤？感染？）。

▶ 进行性的严重神经功能障碍（马尾综合征？）。

▶ 鞍式麻醉——肛周区域（马尾综合征？）。

现在你认为 Watkins 先生的腰背痛属于哪种类型

很可能你最初的判断是正确的，Watkins 先生确实有机械性腰背痛。

腰背痛

95% 以上的病例为机械性（或非特异性）腰背痛

• 无明显的神经学体征（病史或体格检查）。

• 最初出现劳损或受伤，并因运动而加重。

• 没有危险信号。

• 能通过镇痛改善。

镇痛治疗 +/- 物理治疗。

< 5% 的病例为神经根痛（通常称为坐骨神经痛）

• 疼痛与神经学体征（病史或体格检查）有关。

• 疼痛可能很严重，休息时仍有疼痛。

可能需要进一步的影像学检查和评估。一线治疗通常是镇痛和物理治疗。

马尾综合征——罕见

• 压迫马尾神经。

• 腰背痛和▶ 相对应的腿无力，▶ 鞍式麻醉和▶ 膀胱功能障碍或▶ 大便失禁。

• ▶ 进行性严重神经功能障碍。

需要医疗急救。

骨关节炎

慢性腰背痛的常见原因。可按上述急性机械性腰背痛的治疗方式处理。

类风湿关节炎

(如强直性脊柱炎)

- 慢性腰背痛。
- 患者年龄较轻。
- 检查脊椎有压痛。
- 晨僵。
- 休息后加重。

恶性肿瘤

(如骨髓瘤或转移性疾病)

- 持续性疼痛。
- 夜间疼痛 / 休息疼痛。
- 其他相关症状 (如出汗、体重减轻)。

感染

(如骨髓炎)

▶ 持续的非典型疼痛。

▶ 发热。

你向 Watkins 先生解释说，他的腰背痛实质上是机械性的损伤，是因工作中轻微拉伤引起的。

有哪些治疗措施

- 镇痛。
- 活动关节。
- 尽快恢复正常活动。
- 如果无法缓解，则予以物理治疗。

你向 Watkins 先生提出了上述治疗措施。他有点惊讶，因为他总是认为"因为腰背部疼痛，他应该尽可能地躺着不动"。他很想尽快地回去工作，但他告诉你，因为他的工作是体力活因而会非常吃力。他很想尝试一些其他的镇痛方法，也想尝试物理治疗，"任何消除疼痛的方法他都想试"。

使用镇痛药物的依据是什么

你应该使用止痛阶梯（参见下框）。建议在急性期合理使用止痛剂来控制疼痛。

止痛阶梯

第一阶梯

对乙酰氨基酚 1 g，每天 1 次。

第二阶梯

加入非甾体抗炎药（NSAID）。常规用量：布洛芬 400 mg，每天 3 次；强化治疗：萘普生 500 mg，每天 2 次。

第三阶梯

加入阿片类药物，如磷酸可待因 15 mg，每天 1 次，必要时服用。逐阶梯增加阿片类药物的用量。

小心：上瘾的可能性。

你开具的是常规剂量的对乙酰氨基酚和萘普生（使用非甾体抗炎药时，可联用 PPI——奥美拉唑，每天 20 mg）。另外进行紧急的理疗转诊，在表格上注明 Watkins 先生由于背痛目前无法工作。

Watkins 先生请求你给他开 3 个月的病假，让他有时间恢复健康。

如何应对 Watkins 先生的休假要求

你应当给予 Watkins 先生短期病假，并且定期复查。长时间的病假并不能让病情好转，很多时候反而变得更糟。你的目标应该是让他尽快回到工作岗位上。鼓励他尽可能地恢复正常的活动。你给 Watkins 先生签了 2 周的病假，然后安排一次预约复查。

2 周后，Watkins 先生来复诊，他刚刚开始接受物理治疗，并显示出一些好转的迹象。他希望再过 2 周就能恢复健康，你也非常赞同。情况确实如此。Watkins 先生如期重返工作岗位，随后完成了理疗课程，并实现了完全康复。

参考资料

[1] CKS/NICE Back pain – low (without radiculopathy).
　　http://cks.nice.org.uk/back-pain-low-without-radiculopathy.
[2] CKS/NICE Sciatica (lumbar radiculopathy).
　　http://cks.nice.org.uk/sciatica-lumbar-radiculopathy.

48 我想要抗生素
I'd like antibiotics please

Sanjiv Patel，25 岁

从事零售业

既往史：痤疮；半月板损伤

服药史：无

Sanjiv 很少就诊，但今天他来了，他说 2 天前开始感到咽喉痛，特别是咽东西时很疼，昨晚耳朵也有点痛。虽然他感觉还能忍受，但他仍要求使用抗生素。

他不抽烟，偶尔喝点酒，和父母及 2 个妹妹生活在一起。最近也没有外出旅行。

你对他要求使用抗生素做出何种反应

如果你断然告诉他抗生素不起作用，可能导致他疏远你。虽然大多数咽喉痛确实是病毒引起的，并且是自限性的，但你目前还没有足够的证据来表明 Sanjiv 是否会因服用抗生素而获益。

咽喉疼痛

- 可能由腺病毒、副流感病毒、鼻病毒、呼吸道合胞病毒或冠状病毒等引起。
- 即使是链球菌咽喉炎也可能不经治疗而自愈。
- 通常在 3 天内（40% 的患者）或最多 1 周内（85%）好转，但传染性单核细胞增多症可持续 2 周。
- 较少见的原因如单纯疱疹（初次感染）、白喉、淋病和艾滋病病毒。

链球菌咽喉炎的并发症

- 扁桃腺周炎（扁桃体周围脓肿）。
- 猩红热。
- 风湿热。
- 肾小球肾炎。
- 滴状副银屑病发作。

此时你该询问 Sanjiv 哪些有助于诊断的问题？写下至少 3 个

- "你有发热么？"发热很可能意味着链球菌感染。
- "你咳嗽吗？"
- "你的声音沙哑吗？"和咳嗽一样，咽喉痛时伴有声音沙哑很可能意味着病毒感染。
- "你以前喉咙痛吗？"或者"告诉我你为什么想要抗生素"可能会让患者透露更多相关的想法、关注点和期望（ICE）。因为大多数感到咽喉痛的人都不会就诊，你也可以问他这次就诊的原因。

Sanjiv 没有测量过体温，他不觉得有发热。他不咳嗽，也没有声音嘶哑。大约 2 年前他曾有过喉咙痛，他吃了母亲给的润喉糖后就好了。这次他想要抗生素，是因为他妹妹刚生了宝宝，他不想让宝宝感染上任何疾病。

是否需要对 Sanjiv 进行体格检查

需要，虽然病史非常简单和明确，但你可以通过体格检查获得其他有价值的信息，而且不会占用太长时间。

需要做哪些体格检查

- 测脉搏和体温。
- 检查喉咙（除非有会厌炎的症状或体征）。
- 检查颈部淋巴结。
- 检查鼓膜。
- 胸部听诊。
- 测量血压，因为已经有一段时间没有检查了。
- 必要时测指末氧饱和度。

小贴士

考虑会厌炎诊断时严禁检查咽喉，因为会引起喉梗阻。会厌炎的症状包括以下几点。

► 严重的咽喉痛。
► 呼吸困难（经常取前倾坐位）。
► 流口水。
► 吞咽困难。

检查结果显示 Sanjiv 的体温正常，脉搏 76 次 / 分，血压 128/65 mmHg。他的胸部和鼓膜传导正常。他的喉咙很红（如生肉色）。下颌下角有一些肿大的淋巴结。

现在需要做些什么

(a) 开具抗生素处方?

(b) 只给予简单的处理?

(c) 做咽拭子?

正确的治疗方案目前尚不明确，你可以选用其他帮助。Centor 准则可以追溯到 30 多年前，是为急诊使用制订的，并且目前仍然是一个有价值的临床工具（参阅参考资料）。结合病史和检查结果来确定成人 B 组链球菌感染的可能性。以下每有一项得 1 分。

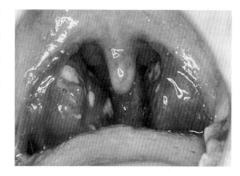

图 2.48.1　**伴有渗出的扁桃体炎**

来源：Rila Publications Ltd, London.

- 扁桃体存在分泌物。

- 颈前淋巴结肿大。

- 发热史。

- 没有咳嗽。

如果 Centor 得分是 3 或 4 分，则很可能是链球菌感染。如果是 0 或 1 分，则可能性小得多。比起确诊链球菌感染，这些标准对于排除链球菌感染更有效。

使用 Centor 得分可知，Sanjiv 得 2 分，因此正确的治疗方案仍不明确。

目前咽拭子测试可能会有帮助，尽管一般情况下不推荐使用咽拭子。

回到处理方式，这里 (a) 或 (c) 两种方式都是合适的。对于一个喜欢选用简单的非处方药疗法的患者来说，(b) 是个不错的选择。

在许多情况下，推迟药物治疗是合适的，并建议在接下来的 24~48 小时内仅用简单的非药物治疗来缓解症状，只有在症状持续时才开具处方进行药物治疗。

最后，你决定给他使用抗生素并进行咽拭子测试，让他在 3 天内打电话告知治疗效果。你告诉他你不确定是否需要抗生素，但你认为这是他目前最好的选择。

你会开具哪些药物

青霉素 V（苯氧甲基青霉素）是治疗链球菌性咽喉炎的首选药物。成人每天服用 500 mg，为期 10 天。对于青霉素过敏者，宜使用红霉素或其他大环内酯类药物。

Sanjiv 对你的处方很满意，尽管他很惊讶需要服用 10 天。他非常感谢你，并说他很高兴他不会把咽喉痛传给他的小侄女了。

有什么需要补充

如果 Sanjiv 患有非链球菌感染，他仍可能传染给他妹妹的孩子。因此，你应该建议他尽量远离他的侄女，直到他的咽部症状好转。一般来说，在接触宝宝之前洗手是一个很好的预防措施。

给他一份关于咽喉炎患者的患者教育宣传单是非常有必要的，这样他就不会以后每次都要求抗生素治疗了。

有些咽喉痛需要紧急入院。

* ► 喉部喘鸣音。
* ► 呼吸困难。
* 疑似会厌炎。
* 疑似白喉或史 – 约综合征。
* 疑似川崎病。

CKS/NICE 指南建议紧急转诊。

* 疑似头颈部恶性肿瘤。
* 咽喉痛持续 3 周以上。
* 有渗出物或溃疡持续 3 周以上。
* 吞咽困难持续 3 周以上。

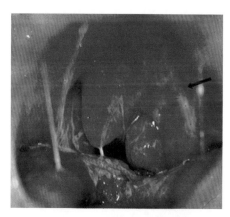

图 2.48.2　扁桃体周围脓肿
来源：Rila Publications Ltd, London.

参考资料

[1]　SIGN: Management of sore throat and indications for tonsillectomy.
　　　http://www.sign.ac.uk/pdf/qrg117.pdf.
[2]　CKS/NICE: Sore throat – acute.
　　　http://cks.nice.org.uk/sore-throat-acute#!topicsummary.
[3]　Liverpool Medics: Clinical calculators – Centor criteria (modified).
　　　http://liverpoolmedics.com/clinicalcalculator/centor_criteria.php.
[4]　Centor RM, et al. The diagnosis of strep throat in adults in the emergency room. Med Decis Making 1981; 1(3): 239–246.
　　　http://www.ncbi.nlm.nih.gov/pubmed/6763125.

49 我总是感觉很累
I'm tired all the time

Karen Phillips，55 岁
人力资源部工作
既往史：静脉曲张；文身清除；乳腺良性肿块；葡萄糖耐量测试（glucose tolerance test，GTT）受损
服药史：无

Karen Phillips 坐下来并叹了口气，说她一直都很累。她全职工作，她的伴侣经常出国工作。他们养了一条狗，Karen 不得不每天一个人遛狗，而且她还要做家里所有的事情，但她仍以自己的家庭为傲。

你用闲聊的方式询问 Karen，当他在家时，是否会帮她分担照顾狗和家务活。Karen 爽快地回答说，她的伴侣 Sue 是女性，通常不会做那么多。

小贴士
仔细倾听患者的心声，谨防先入为主的假设。

你赶紧向 Karen 致歉，她似乎也没有在意。她说："尽管我认为这都是压力造成的，但我还是想检查一下。"

你认为目前最重要的问题是什么
采用"你说累是具体指哪些？"这样的问题来让她阐明症状。

小贴士
同样要注意如何解释症状。"累"可以指肌肉无力、白天困倦或精力不足。

Karen "感到很累"的意思是精力不足。事实上她一坐到办公桌前就已无精打采，一天工作下来更是雪上加霜。自从 6 个月前 Sue 开始了那份在欧洲各地奔走的新工作，Karen 的症状就开始了并持续至今。

你现在还想问什么问题？请写下至少 6 个

• "体重减轻了吗？" ▶ 非刻意的体重减轻是非常具有临床意义的。

• "发热吗？有盗汗吗？" ▶ 发热和（或）盗汗也是危险症状。

• "还有其他症状吗？" 如果有必要，提醒 Karen 有无注意到咳嗽、疼痛、排便习惯的改变以及身体任一部位的肿块。

• "过去 6 个月你出国旅行过吗？"

• "你最近一次月经是什么时候？" 疲劳可能与更年期有关，妊娠早期和妊娠晚期也会如此。

• "你是素食者吗？" 许多素食者都会设法避免贫血，但他们仍可能缺乏维生素 B_{12}。

• "近期情绪怎么样？是低落，还是伤感？平时你有什么兴趣爱好？" 抑郁症是一个让人感到疲惫的很常见的原因。

• "你的生活还发生了其他哪些变化？"

"总感到疲乏"的一些原因

没有一个全面完整的列表，但需考虑以下这些原因。

社交 / 情境

• 压力（家庭、工作或两者兼有）。

• 过度运动。

• 睡眠不足。

• 节食。

心理健康问题

• 抑郁。

• 焦虑。

• 厌食症。

中毒

• 酒精滥用。

• 违禁药物。

• 处方药物（如 β 受体阻滞剂、镇静剂）。

• 重金属中毒（如铅）。

感染

• 传染性单核细胞增多症。

- 肝炎。

- 艾滋病。

- 结核病。

- 细菌性心内膜炎。

- 寄生虫感染。

内分泌系统疾病

- 甲状腺疾病（亢进或减退）。

- 糖尿病。

- 库欣综合征。

- 妊娠。

- 更年期。

- 性腺功能减退症。

缺氧

- 睡眠呼吸暂停综合征。

- 贫血（任何类型，但缺铁性贫血在女性中很常见）。

- 呼吸系统疾病（如慢性阻塞性肺疾病、哮喘）。

- 心力衰竭/心功能不全。

慢性疾病

- 肾脏疾病。

- 肝脏疾病。

- 肠易激综合征。

- 乳糜泻。

- 几乎所有慢性疾病（如类风湿关节炎）。

- 慢性疼痛。

恶性疾病

- 任一癌症（尤其是转移性）。

- 淋巴瘤。

- 白血病。

神经系统疾病

- 慢性疲劳综合征。

- 多发性硬化。

Karen 说，在远距离徒步行走后，除了膝盖和脚踝疼痛之外，没有其他症状。她的体重稳定在 64 kg，没有发热，也没有盗汗。她 4 年前绝经。饮食喜荤食，不怎么下厨做饭。至于出国旅行，她说："没那么幸运。"她的工作越来越忙了，她也不像以前那样喜欢旅行了，但她还有很多喜欢做的事情，比如园艺和阅读。

你是否会对她进行体格检查

需要体格检查。不大可能非常有帮助，但它可能揭示一些意想不到的情况。体格检查对你和患者都是有益的。任何人都可以从书本或网上获取信息，但只有医师（和其他一些卫生专业人员）会通过临床检查来获取。

你会做哪些检查？列一张清单

- 体重、血压和脉搏，尤其注意有无心律失常。
- 结膜，有无提示贫血。
- 胸部是否有哮鸣音或其他症状。
- 心脏杂音。
- 腹部是否有肿块或压痛。
- 淋巴结有无感染或淋巴瘤的迹象。
- 甲状腺肿大及甲状腺疾病征象。
- 腿部。她抱怨膝盖和脚踝疼痛，所以检查也是有必要的。

她的血压是 130/68 mmHg，体重是 65 kg，脉搏正常。发现双侧足外翻，其他检查结果正常，这可能是引起她疼痛的原因。

现在你该做些什么

因为没有"红旗征"，你仍可以进一步拓展你的诊疗思维。同时，需要考虑一下血液检查来判断有无贫血、糖尿病（考虑到她以前有糖耐量受损）、甲状腺功能（甲状腺疾病很少有临床症状）、艾滋病（取决于风险水平）和乳糜泻。

你决定予 Karen 检测血细胞分析、C 反应蛋白、铁蛋白、叶酸、维生素 B_{12}、尿素和电解质、肝肾功能、甲状腺功能测定和糖化血红蛋白，并要求她 2 周后复诊。与此同时，你建议 Karen 调整生活及工作节奏，给自己更多的时间，并确保饮食合理。当你宣扬规律锻炼的好处时，她会提醒你，她每天要遛狗（威玛猎犬）2 次。你赶紧为此道歉。

Karen 3 周后来复诊,说她感觉好多了。她说:"所以这只是压力。"她已经不再每天做熨烫茶巾和吸尘之类的家务了,而是喜欢拥有更多的"自我时间"。她还没有抽出时间去做那些血检,但购买了有更好支持的运动鞋,遛狗的时候穿上它,并且她已经运用了正念减压疗法。"医生,你可能也会受益的。"她笑着补充道。

你会如何回答

"谢谢。"这是一个恰当的回答。全科医师有时确实能从患者身上学到意想不到的东西。

你还是要提醒她去做血检,检查是否有糖尿病。谨慎的做法是使用"安全网"进行随访,并且如果她的症状复发,需让她回来复诊。

参考资料

[1] CKS/NICE Tiredness/fatigue in adults.
http://cks.nice.org.uk/tirednessfatigue-in-adults.
[2] Be Mindful-from the Mental Health Foundation.
http://bemindful.co.uk/.
你也可以尝试阅读本部分第 34 个专题"我好像瘦了"。

50 医生，我很担心这个肿块
I'm worried about this lump, doctor

Alan Baxter，49 岁

清洁工

既往史：唐氏综合征；轻度学习障碍；甲状腺功能减退

服药史：左旋甲状腺素 100 µg 每天口服

你会定期约见 Alan Baxter，并且非常了解 Alan 和他的姐姐 Jane Baxter。Alan 患有唐氏综合征和轻度学习障碍。

这些年来他身体一向很好，即便就诊也是因为一些常见疾病。他和姐姐 Jane 住在一起，自从认识他们俩以来，姐姐就一直照顾着 Alan。他们都有兼职工作，Alan 是一名清洁工。通常 Alan 是在姐姐的陪同下前来就诊，但今天他独自一人来见你。他在走廊里闲聊，谈论着天气和足球，接着他来到你的诊室就诊。

什么是学习障碍

在英国大约有 150 万人有学习障碍。可分为轻度、中度或重度。学习障碍会影响认知能力和沟通能力。这意味着他们可能难以做到以下几点。

- 理解新的或复杂的信息。
- 学习新技能。
- 独立生活。

病因

- 遗传因素（如唐氏综合征或特纳综合征）。
- 子宫因素（如脑瘫、妊娠期母体疾病）。
- 儿童疾病或脑损伤（例如脑膜炎）。
- 早年被忽视。
- 未经治疗的新生儿甲状腺功能减退。

你问 Alan，有什么能帮助他的，他告诉你："医生，我很担心这个肿块。"

接下来应该如何询问

首先可以从开放性的问题开始，比如："请告诉我更多关于肿块的信息。"

Alan 接着说："我的睾丸上有一个肿块，我很担心。"然后他不再说话并且用期盼的眼神看着你。

这暗示了什么，接下来又该如何解决

Alan 给了你一个口头的（可能也有非语言的）暗示，表明他很担心他的肿块。你有两个选择，要么现在就解决这个问题，要么暂时"搁置"，待问诊结束后再解决。如果你现在就想解决这个问题，那么问一个简单的问题，比如："告诉我你在担心什么。"

你选择现在就解决他的担忧，Alan 回答说："我担心可能是癌症，医生。"你很感谢 Alan 告诉你这些信息，并且说出了他自己的看法。

如何设置明确要点让 Alen 清楚地阐述病情

一个明确要点的问法应该是："Alan，我再问你几个问题，以便了解更多关于这个肿块的情况。"

什么是明确要点

Roger Neighbour 在他的著作 *The Inner Consultation* 中论述了问诊过程中要明确要点。它们可以为患者提供一些框架和思路。

在这种情况下，你已经认识到了 Alan 的担忧，并将问诊中的要点向他明确表达。特别是在有一定程度认知障碍的情况下，以及在与幼儿进行问诊时，明确要点的问诊方法都是很有效的。

现在还需问哪些问题？尝试至少列举 3 个

• 这个肿块有多久了？
• 有没有疼痛感？
• 还有其他症状吗？
• 有过外伤吗？

Alan 告诉你肿块已经持续了几周。没有疼痛，也没有其他症状。没有任何外伤史。

你决定对他进行检查。你可以说："我想检查一下你的睾丸，看看出现了什么问题。"

检查前还应该做些什么

在进行生殖器检查之前，应该为每位男性或女性患者提供一名监护人。Alan 不在乎有没有监护人在，直接暴露了肿块的位置。Alan 的左侧睾丸上有一个硬块。没有疼痛或压痛，阴囊其他部位无异常。

可能的诊断是什么

这可能是一个睾丸肿瘤，因此需要立即予以重视。

现在应该怎样处理

▶ 新发的睾丸肿块应要谨慎对待。根据 NICE 指南的建议，Alan 需要在紧急癌症路径下进行紧急转诊，需在 2 周内进行就诊。

如何和 Alan 沟通

和往常一样，沟通时应该思路清晰，不要使用专业术语，并给予患者提问的机会。你告诉 Alan，他的想法可能是对的，你想为他转诊去专科医院检查睾丸上的肿块是不是癌症或其他什么。Alan 看起来有点担心，你问他还有没有什么想问的。Alan 问你："情况是否严重？"你应该郑重地回答他，他会在专科门诊（2 周内）得到结论。

如何胜任这类的诊疗工作

作为一名临床医师，你必须确保患者具备能独立决定其自身治疗方案的能力，如果不是这样的话，最好是让家庭或是护理人员参与进来。在这种情况下，你的患者应该能够做到以下 2 点。

- 了解病情。
- 能够理解目前情况并对医师提出的专业意见做出决定。

你有一种感觉，Alan 已经理解了你所告诉他的内容，并且能够理解你给出的专业意见。你可以和他确认一下，让他简要说明他对病情和治疗方案的理解。Alan 说："我的睾丸有个肿块，你认为可能是癌症，所以我需要去专科医院进一步检查。"你肯定了他的说法。

最后，在健康促进方面，你能为 Alan 提供哪些帮助

任何 14 岁以上有学习障碍的人都可以向他们的家庭医师申请进行年度健康检查。同时还应该每年至少检查一次甲状腺功能。

尽管有些检查需要择期进行，但 Alan 还是可以先与护士约个时间去做健康检查。这包括常规血检（尿素和电解质、血脂、糖化血红蛋白、血细胞分析）、血压、体重指数、心血管风险评估和一般健康促进建议。

Alan 谢谢你今天帮助他。

参考资料

[1] Royal College of General Practitioners, Clinical Resoures – Learning Disabilities.
http://www.rcgp.org.uk/learningdisabilities.

[2] Neighbour R. The Inner Consultation. 2nd edn. Oxford: Radcliffe Publishing, 2004.

[3] The National Institute for Health and Clinical Excellence guide line Referral guidelines for suspected cancer: urological cancer (NICE, 2005).

[4] Down's Syndrome Association.
http://www.downs-syndrome.org.uk/.

你也可以尝试阅读本部分第 21 个专题 "我受够了我的粉刺"。

常用术语缩略词英汉对照

A&E	accident and emergency department	急诊室
ABPI	ankle branchial pressure index	踝肱压力指数
ADHD	attention deficit hyperactivity disorder	注意缺陷多动障碍
BCC	basal cell carcinoma	基底细胞癌
BMI	body mass index	体重指数
BNF	British National Formulary	英国国家处方集
BP	blood pressure	血压
BPH	benign prostatic hyperplasia	良性前列腺增生
BTS	British Thoracic Society	英国胸科协会
CBT	cognitive behavioural therapy	认知行为疗法
CKS	Clinical Knowledge Summaries	临床知识总结
CMHT	Community Mental Health Team	社区心理健康小组
CNS	central nervous system	中枢神经系统
COCP	combined oral contraceptive pill	复方口服避孕药
COPD	chronic obstructive pulmonary disease	慢性阻塞性肺疾病
CRP	C-reactive protein	C 反应蛋白
CT	computerized tomography	计算机断层成像
CVD	cardiac vascular disease	心血管疾病
DEXA	dual energy X-ray absorptiometry	双能 X 射线吸收法
DJD	degenerative joint disease	退行性关节病
DRE	digital rectal examination	直肠指检
DVLA	Driver and Vehicle Licensing Agency	英国交通管理局

DVT	deep vein thrombosis	深静脉血栓形成
ECG	electrocardiography/electrocardiogram	心电图
ED	erectile dysfunction	勃起功能障碍
EFGR	estimated glomerular filtration rate	肾小球滤过率
ESR	erythrocyte sedimentation rate	红细胞沉降率
FB	foreign body	异物
FBC	full blood count	全血细胞计数
FGM	female genital mutilation	女性割礼
FH	family history	家族史
FSH	follicle-stimulating hormone	卵泡刺激素
GGT	gamma-glutamyl transpeptidase	γ-谷氨酰转肽酶
GORD	gastro-oesophageal reflux disease	胃食管反流病
GUM	genito-urinary medicine	泌尿生殖系统学
HDL	high density lipoprotein	高密度脂蛋白
HIB	*Haemophilus influenzae* type b	b型流感嗜血杆菌
HIV	human immunodeficiency virus	人类免疫缺陷病毒
HPV	human papilloma virus	人乳头状瘤病毒
HRT	hormone replacement therapy	激素替代治疗
HVS	high vaginal swab	深部阴道拭子
IBD	inflammatory bowel disease	炎性肠病
IBS	irritable bowel syndrome	肠易激综合征
IUS	intrauterine device	宫内节育器
LARC	long-acting reversible contraception	长效可逆避孕
LDL	low density lipoprotein	低密度脂蛋白
LFT	liver function test	肝功能检测
LH	luteinising hormone	黄体生成素
LMP	last menstrual period	末次月经
MMR	measles, mumps and rubella	麻疹-流行性腮腺炎-风疹
MSU	mid stream urine（test）	中段尿试验
NICE	National Institute for Clinical Excellence	英国国立临床规范研究所
NSAID	non-steroidal anti-inflammatory drug	非甾体抗炎药
PCOS	polycystic ovary syndrome	多囊卵巢综合征

PEFR	peak expiratory flow rate	呼气流量峰值
PMH	past medical history	既往史
PPI	proton pump inhibitor	质子泵抑制剂
PSA	prostate specific antigen	前列腺特异性抗原
RSI	repetitive strain injury	重复性劳损症
RSV	respiratory syncytial virus	呼吸道合胞病毒
SNRI	selective noradrenaline reuptake inhibitor	选择性去甲肾上腺素再摄取抑制剂
SSRI	selective serotonin reuptake inhibitor	选择性 5-羟色胺再摄取抑制药
STI	sexually transmitted infection	性传播感染
TB	tuberculosis	结核病
TFT	thyroid function test	甲状腺功能检查
TOP	termination of pregnancy	终止妊娠
TSH	thyroid stimulating hormone	促甲状腺素
U&E	urea and electrolytes	尿素和电解质
URTI	upper respiratory tract infection	上呼吸道感染
UTI	urinary tract infection	尿路感染

索 引

依据病例特征

常见全科诊疗病例演示

上海市松江区方松街道社区卫生服务中心简介

上海市松江区方松街道社区卫生服务中心成立于 2005 年，位于松江区文诚路 805 号，是一所一级甲等医疗卫生服务机构。中心占地面积 9 900 m²，建筑面积 3 661.12 m²，未设病房。中心以家庭医师制服务为主，提供集医疗、预防、保健、康复、健康教育及计划生育技术指导为一体的基本卫生服务。辖区服务常住人口 20 万人，下设 9 个标准化社区卫生服务站，满足 15 分钟就医圈的需求。

中心以人性化服务为理念，以社区居民健康为服务核心，不断夯实基础、积极参与社区卫生综合改革，开展"1+1+1"签约服务，为签约居民提供优先就诊、预约转诊，长处方、延伸处方等优惠政策，并努力将中医科、口腔科、康复科打造成深受居民欢迎和肯定的特色科室。

近年来，中心先后获得上海市文明单位、全国示范社区卫生服务中心、上海市示范社区卫生服务中心、全国社区中医药工作先进单位推荐单位、上海市中医药特色示范社区卫生服务中心、上海市首批住院医师规范化培训社区教学基地、上海市疾病预防控制机构公共卫生医师规范化培训基地、上海市社区健康科普能力建设试点单位、2017 年度国家优质服务示范社区卫生服务中心、国家百强社区卫生服务中心、2020 年抗击新冠肺炎疫情表现突出社区卫生服务机构等荣誉称号。

作为上海市住院医师规范化培训基地，中心每年选派多名骨干医师参加市级师资培训，积极参与上级医院互动教学，不断提高带教能力。目前带教老师 20 名，其中副高级职称 7 名，均取得省市级师资证书，有 2 年以上一对一带教经验。基地主要承担社区实践教学任务和其他医务人员理论技能培训,历年来,共带教各类学员 303 名,短期带教其他医务人员 560 人次。于 2015 年、2017 年、2018 年先后通过市级专家对教学基地的督导考核。

目前,无论是作为社区卫生服务中心,还是作为医师规范化培训基地,中心在全科病例的分析能力、人文关爱及沟通表达能力等方面需进一步提升。借此契机,将翻译此书供全科医师、住院医师规范化培训学员及其他医学院校学生学习使用。

上海市松江区方松街道社区卫生服务中心